瘦身冰箱

冰箱裡的東西＝你的身體

【食慾顧問】
村山彩◎著

周若珍◎譯

瘦身冰箱

讓我瘦了這麼多！

BEFORE

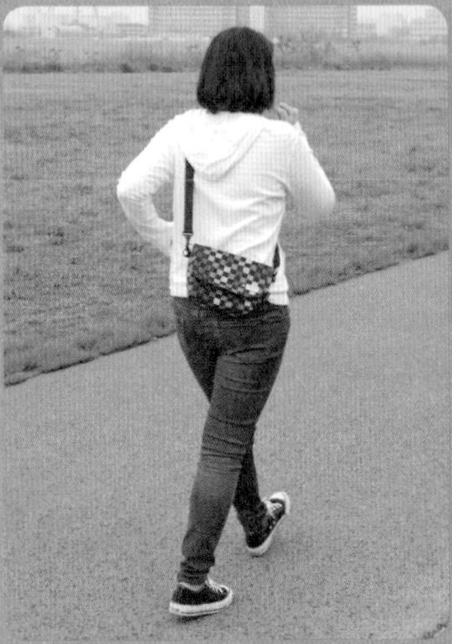

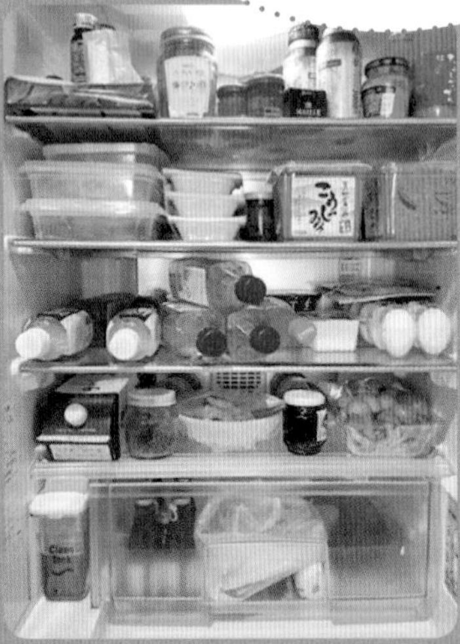

體重 62.6kg

體脂肪率 34.1%

腰圍 75.0cm

我瘦了十公斤！

產後我胖了將近十公斤，雖成功減重過好幾次，卻一直復胖。「瘦身冰箱」讓我清楚掌握自己一直以來無意識吃下的東西中，哪些東西是好的、哪些東西是不好的，很能說服我，所以我認真地實踐了！

在我的飲食中，對身體好的食物不斷增加，同時，接觸不該吃的食物的機會則大幅減少，身體也比以前更好了！

H・S小姐（41歲　家庭成員：先生、小孩　期間：4個月）

AFTER

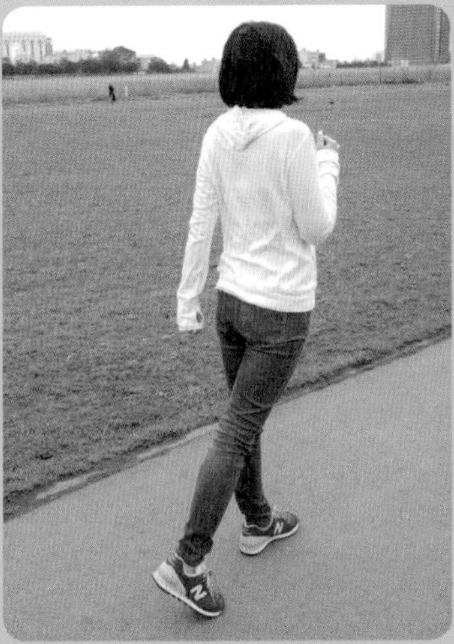

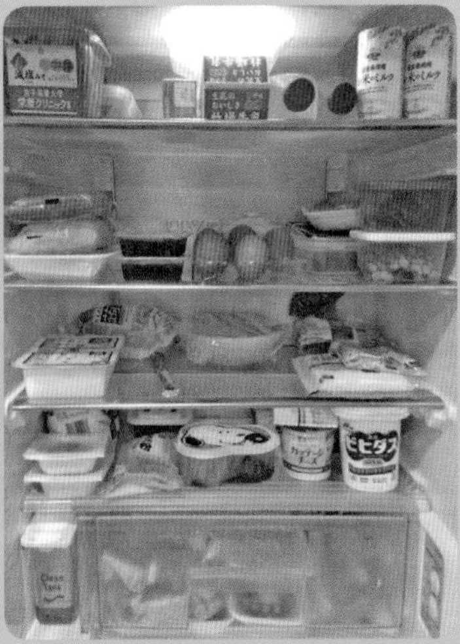

體重　52.2kg

體脂肪率　21.8%

腰圍　63.0cm

體重 -10.4kg

體脂肪率 -12.3%

腰圍 -12cm

瘦身冰箱
讓我瘦了這麼多！

BEFORE

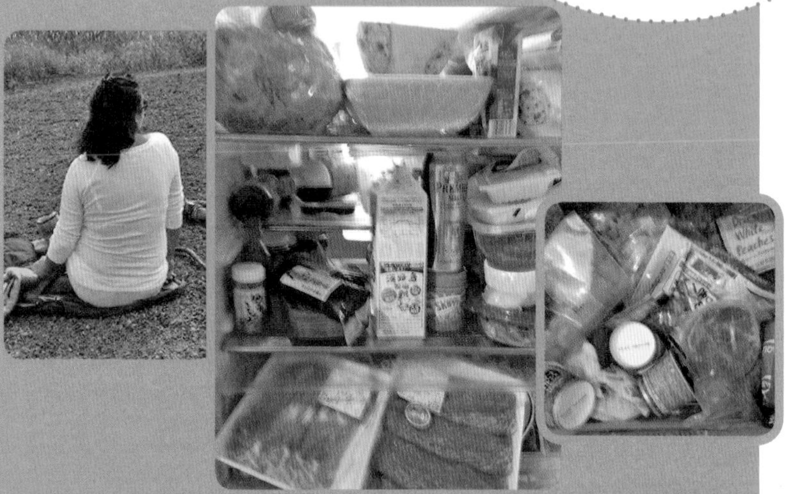

體重 80kg

腰圍 105cm

體脂肪率 38%

省錢又省時！

「只要改變冰箱裡的東西，就能改變體態、變瘦？」一開始我完全不相信。因為我至今已經花了很多錢，試過了各種不同的減肥方法。

沒想到改變冰箱裡的東西後，我不但變瘦，連身體都變好了。另外，當我發現就算不用買很多東西，冰箱裡的食材也足夠一家三口吃二～三天後，出門買東西的時間和金錢，也都省下來了。為了保持冰箱的清爽，我養成了利用剩飯剩菜帶便當的習慣，以前經常把食物放到壞掉的罪惡感也不再出現。

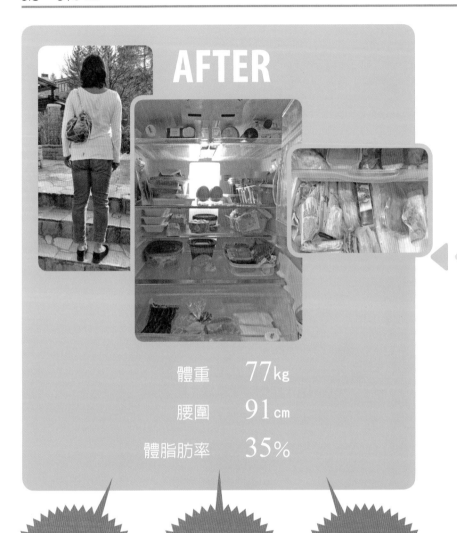

M・N小姐（44歲　家庭成員：先生、小孩　期間：5個月）

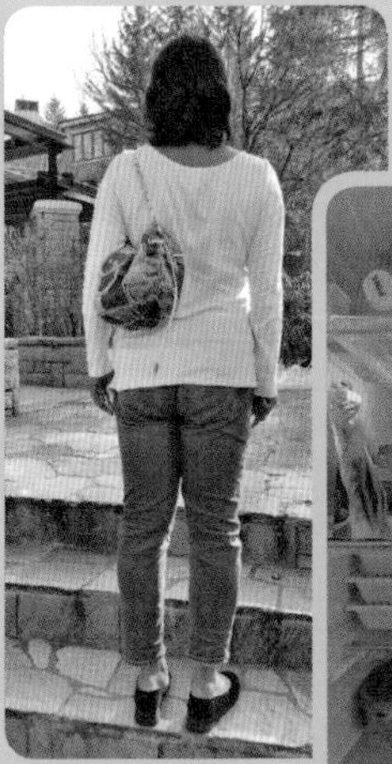

AFTER

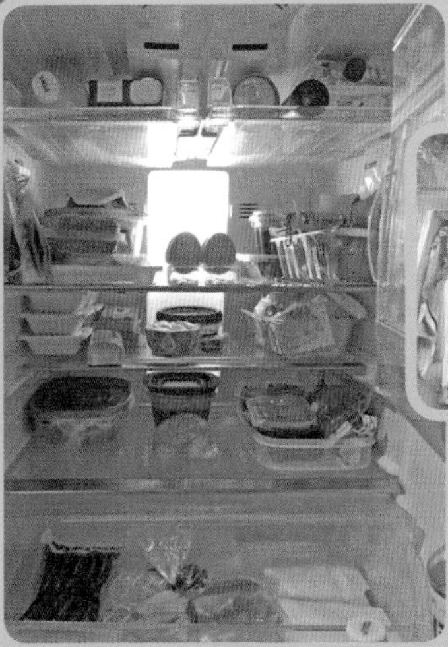

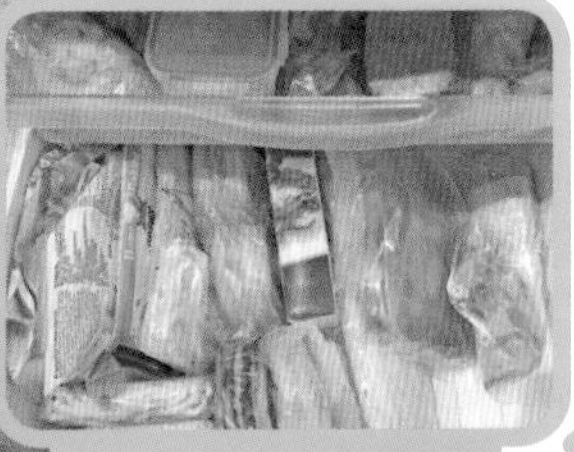

體重　77kg

腰圍　91cm

體脂肪率　35%

體重 -3kg

體脂肪率 -3%

腰圍 -14cm

實踐「瘦身冰箱」後……

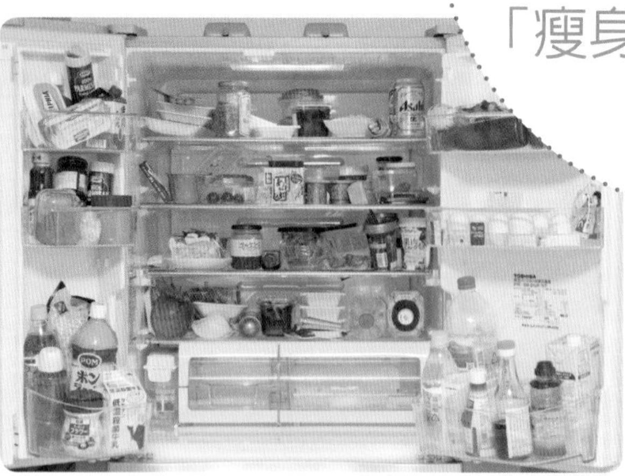

亂七八糟的冷藏室……

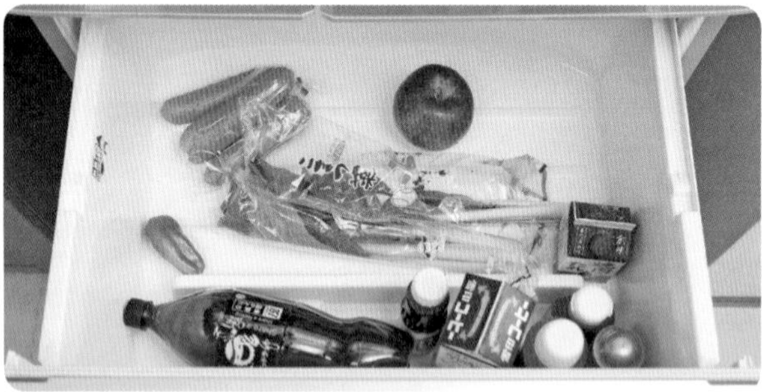

空蕩蕩的蔬果室……

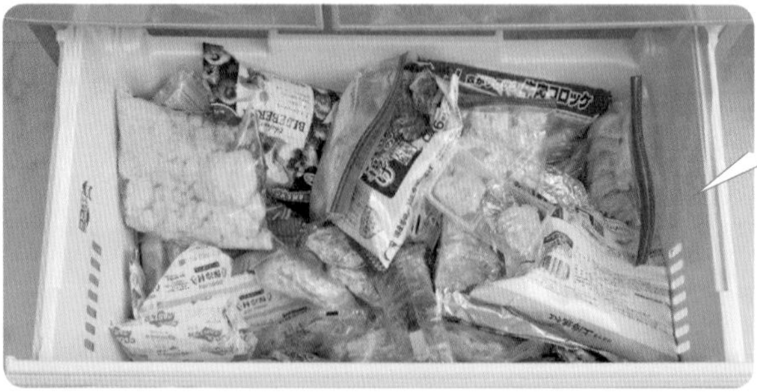

層層堆疊的冷凍室……

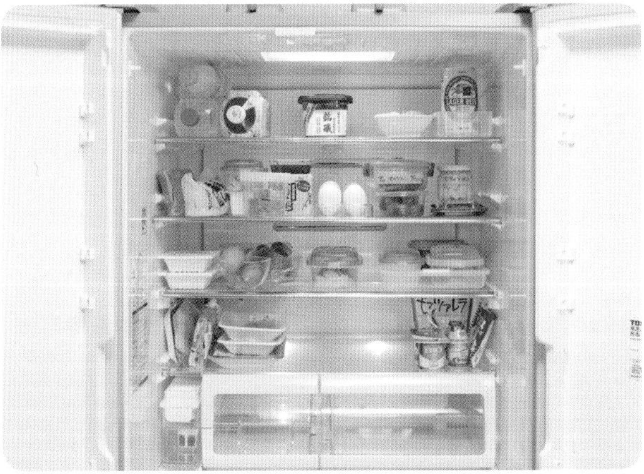

變成了清爽的冷藏室!!

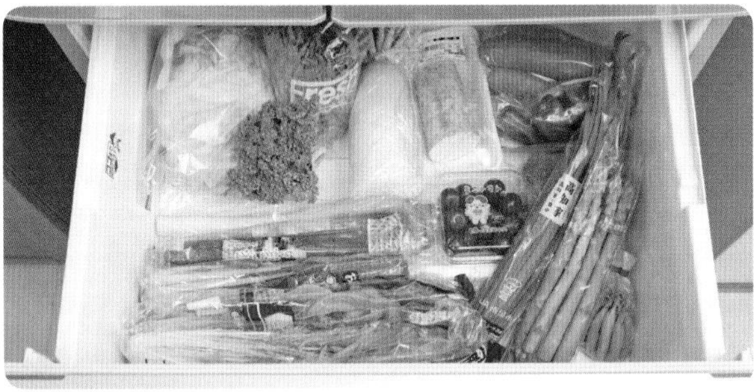

變成了充滿營養的空間!!

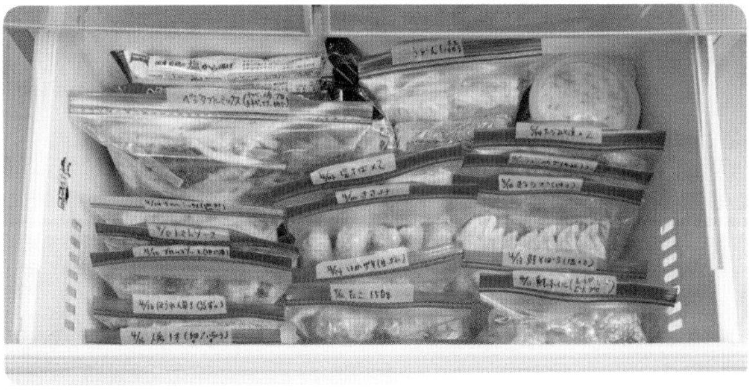

變成了整齊的冷凍室!!

前言

只要依照營養素分開存放，就會變瘦！

只要將冰箱裡的食物依照營養素分類存放，就會變瘦。

這就是村山彩式減重的「瘦身冰箱」。

到目前爲止，我看過大約兩百台冰箱，針對冰箱的使用方法、存放的物品以及冰箱主人的體型進行調查。

於是，我明白了**就算不運動，就算不節食，只要「改變冰箱物品的擺設方式」，就能減重**。

只要看一眼冰箱裡的模樣，就能掌握你身體的狀態。

因爲**你的身體，是由你吃下去的東西構成**。

人類體內約有六十兆個細胞，平均每半年就會替換一次；而這些細胞都是由你吃下的東西製造的。

你的皮膚、頭髮、肌肉、細胞，全是由你吃下的東西製造的。

你的身體＝你吃下的東西。

冰箱裡的東西＝有一天你會吃下的東西。

也就是說……**你的身體＝冰箱裡的東西**。

只要改變冰箱裡的東西，冰箱主人的體型也會改變。**減重的關鍵，其實就在於「冰箱」**。只要改變冰箱裡的東西，就算沒時間運動，就算無法持續控制飲食，也沒有關係。

我是一名「食慾顧問」，多年來，我指導過許多人如何透過運動和飲食，打造健康的身體與瘦身。在這段過程中，我發現許多人都有「沒時間運動」的煩惱。

再加上我自己懷孕之後，便無法再繼續以前的運動，必須只靠飲食打造不會變胖的身體，這就是促使我開始認眞思考「不用運動的減重方法」的契機。

在思考許久之後，我想到的就是「瘦身冰箱」。

老實說，對於過去嘗試過許多減重方法都失敗的我來說，「瘦身冰箱」是一個連我自己都感到驚訝的體驗——「原來有這麼簡單的方法啊……」。

冰箱裡的東西和擺設的方式，和冰箱主人的身體是一樣的。

所以，只要改變冰箱裡的東西，就算不節食、就算不運動，也能夠健康地瘦下來。當發現這一點之後，我陸續看過了超過兩百台的冰箱，不停研究要「放什麼」「怎麼放」才能變瘦。

實踐了「瘦身冰箱」的人，全都得到驚人的成果。

「我完全沒有節食，一個月就瘦了三・六公斤。」

「我兩個月減了五公斤。這是我這輩子第一次快樂地變瘦。」

「我穿上好久都穿不下的褲子，腰帶的洞也退了一個。」

「連我先生也變瘦了。」

除了這些感想之外，

「我再也不會買太多東西，每個月的餐費節省了兩千七百元。」
「煮晚餐的時間大幅縮短了。」
「冰箱變得清爽乾淨，我不會再把蔬菜放到壞掉了。」
「冰箱變得整齊後，家人都誇獎我。」
還額外得到了這些令人開心的好處。

「瘦身冰箱」的重點只有一個。
那就是：
只要把冰箱裡的東西依照營養素分開存放，就會變瘦！
就是這樣而已。只要記得這一點就夠了，從今天開始就能做到。
效果我可以保證。
接下來，我將在這本書裡詳細說明。

目次

第2章 冷藏室變得清爽，自然就會變瘦

第3章 利用冰箱門的「隔間」來減少熱量

第4章

把蔬果室塞滿就不會變胖！

第5章

擺脫「塞得滿滿的冷凍室」吧

第6章

會變胖的採買與有助瘦身的採買

附錄

用「瘦身冰箱」打造的瘦身餐桌

*本書所使用的幣值爲台幣，兌換日幣匯率爲0・27。

把冰箱
分成四個
部分

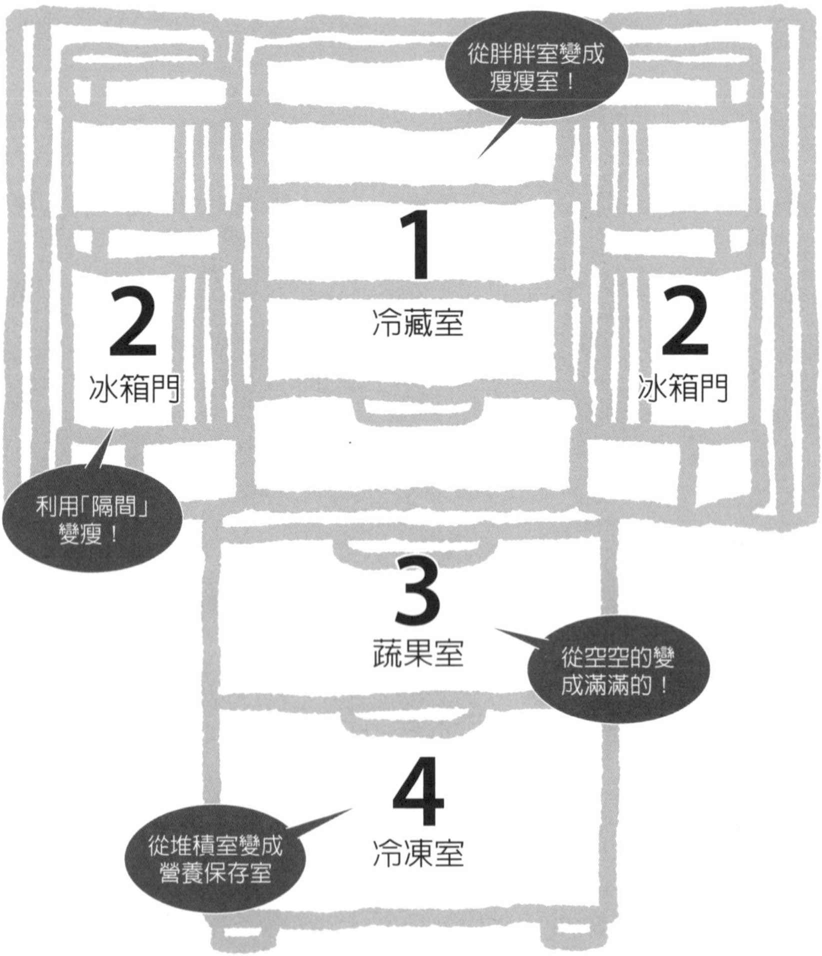
從胖胖室變成
瘦瘦室！
1
冷藏室
2
冰箱門
2
冰箱門
利用「隔間」
變瘦！
3
蔬果室
從空空的變
成滿滿的！
4
冷凍室
從堆積室變成
營養保存室

第1章

「瘦身冰箱」由三個步驟構成

冰箱不是囤積的地方，而是讓食材經過的地方。
「瘦身冰箱」就從這裡開始。

冰箱不是「垃圾場」

我到目前爲止看過了兩百多台冰箱，而我的感想是：許多家庭都把冰箱當作垃圾桶。

當然也有一些冰箱整理得非常整齊，但是幾乎所有的冰箱都塞滿了東西。

那些冰箱的主人似乎認爲「不管怎樣，反正塞進冰箱就好」，因此冰箱裡塞滿了完全沒在用的東西、不知道該用來做什麼的東西、不知道已經放了多久的東西、用了一半就一直放在那裡的東西，以及別人送的東西……冰箱塞得滿滿的，全家沒有一個人知道放在最裡面的是什麼。

各位讀者有沒有因爲隨便開別人家的冰箱而被罵過呢？或者是，當你邀請別人來家裡作客的時候，不太想在別人面前開冰箱呢？

如果你除了不想讓別人看見自己的壁櫥或衣櫃，更討厭讓別人看見自己冰箱裡的東西，那就是因爲你一直以來都是抱著「不管什麼東西都放進冰箱」「一直對那個東西視而不見，直到過期」「反正只要放進冰箱就會有辦法」……這樣的態度來使用冰箱的。

倘若像這樣一直把冰箱當成「黑洞箱」來使用，不但瘦不下來，更有危害健康之虞。

冰箱本來就不是一個「囤積東西的地方」。

冰箱是一個「暫時保管所」，讓我們可以食用保持在高營養價值狀態的食品。正因爲是「暫時保管所」，所以放進去的東西，必須盡快拿出來使用才對。冰箱並不是用來長期保管東西的地方。

那麼，難道不要把食物放進冰箱裡就好了嗎？當然也不是。

因爲**只使用少數幾種食材製作的餐點，比營養均衡的餐點更容易讓人變胖**。

簡單說，營養均衡的餐點，會在體內互相幫助，打造一個能大量消耗能量的身體。例如豬肉裡富含的維他命B_1，就能夠幫助醣類轉換爲能量。

因此，「只吃一顆飯糰」和「吃一顆飯糰加豬肉」，**哪個比較容易變瘦呢**？**答案是吃飯糰和豬肉比較容易變瘦**。

也就是說，只要飲食的營養均衡，營養素就會互相幫忙，提高新陳代謝，抑制血糖上升，使排便順暢。

但如果營養不均衡，就算吃下肚子，也不會完全轉換成熱量，而留在身體裡，最後形成脂肪。

「那個人明明吃得比我還多，爲什麼不會變胖？」這種人之所以令人羨慕，就是因爲他的飲食營養均衡。

當然，假如完全不考慮營養而一直攝取過量的食物，身體的代謝就會變差，愈來愈胖。肥胖和營養不均衡的飲食，都會影響健康。

倘若不整理冰箱，把冰箱當作「黑洞箱」來使用，不但瘦不下來，更會危害健康。

因此我想向各位介紹一種**「能健康瘦身的整齊冰箱」**。

把亂七八糟的冰箱變成「瘦身冰箱」的三個步驟

要讓家裡的冰箱變成「瘦身冰箱」，必須按照下列的步驟進行。

1 把冰箱裡的東西全部拿出來

⬇

2 判斷該丟掉還是留下

⬇

3 把食材放回冰箱裡的固定位置

我會從下一頁開始詳細說明。

1 把冰箱裡的東西全部拿出來

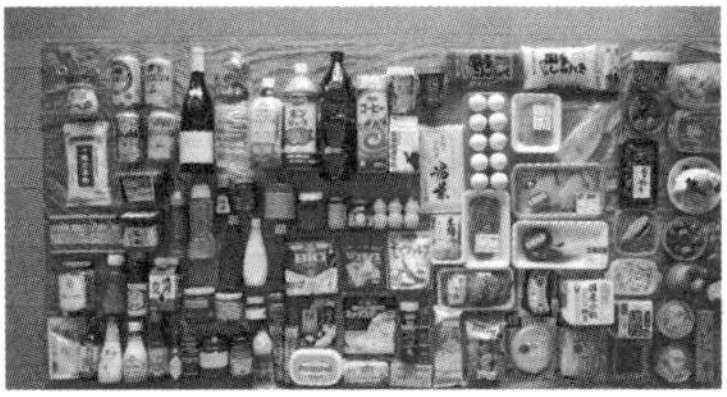

2 判斷該丟掉還是留下

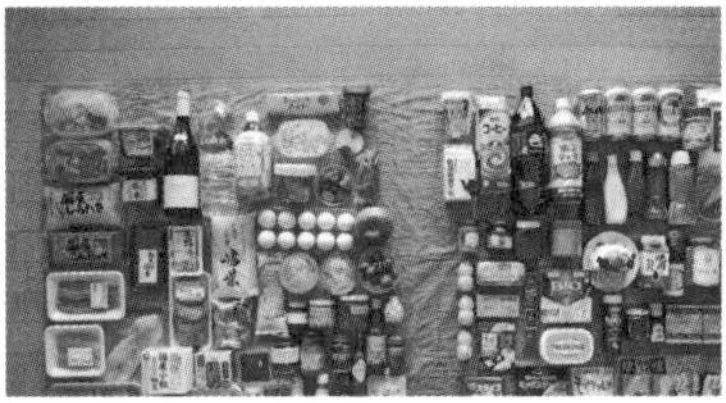

3 把食材放回冰箱裡的固定位置

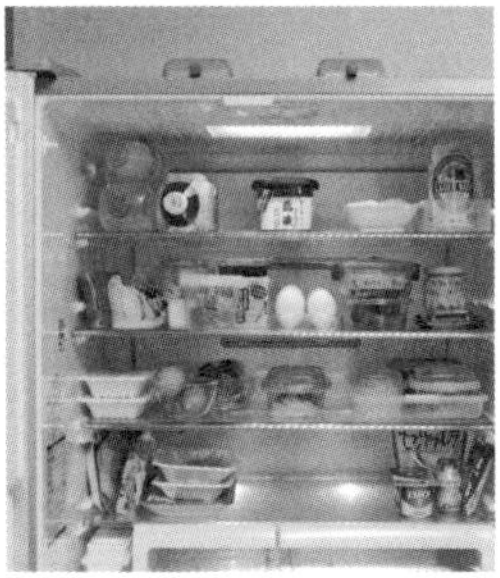

步驟 1

把冰箱裡的東西全部拿出來

只要「全部拿出來」，就能掌握瘦不下來的原因

要讓冰箱變成「瘦身冰箱」的第一步，就是在地上鋪一張塑膠布，把冰箱裡的東西全部拿出來。

每一樣東西，一件不漏。

相信很多人都會被那些東西的數量嚇一跳吧。

冰箱裡的東西，其實多到讓你不禁訝異：「咦，有這麼多!?」我拜訪過的某一戶人家，從冰箱拿出來的東西，多到擺滿整個房間地板的一半。

把冰箱裡的東西拿出來，有四個好處。

❶可以掌握全部的數量

只要把冰箱裡的東西全部拿出來，**就能知道自己過去究竟在冰箱裡塞了多少東西**。

「原來我在冰箱裡塞了這麼多東西啊！」「原來我不知不覺就買了這麼多、吃了這麼多啊！」只要親眼看見，就能接受這個事實。

❷知道有多少重複的食品

把冰箱裡的東西全部拿出來，就能夠清楚掌握冰箱裡有多少重複的東西。

有一台冰箱乍看之下非常整齊，但主人竟然從裡面拿出了**八塊起司**、**五條奶油**、**七瓶醬料**、**兩罐番茄醬**、**十瓶果醬**。

連主人都驚訝地說：「真沒想到冰箱裡會有這麼多東西。」

現在的冰箱容量都很大，所以可以放進非常多的食物。假如不決定好固定的位置，隨便亂放，就不會發現冰箱裡某種東西其實已經有很多，於是又再去買。之後，在快過期之前趕緊吃掉一大堆。這就是「發胖冰箱」的計謀。

❸可以知道營養是否均衡

把冰箱裡的東西全部拿出來排好，就能一眼看出自己攝取不足的東西以及攝取過量的東西。

不容易變胖又有營養的蔬菜、肉、魚、豆製品太少，而容易變胖的甜點、飲料、脂肪含量較高的燒肉醬料等調味料以及牛乳、優格、起司等乳製品太多。

這麼一來，就能透過親眼看見而清楚知道：「噢，原來我就是吃了這些東西，所以才瘦不下來的啊。」也就是說，可以掌握自己飲食生活中「會變胖的東西」和「不會變胖的東西」的比例。

我希望各位也能夠實際體會這一點。

請恕我重複強調，放在你冰箱裡的東西，就是你接下來準備要吃的東西，也是你一直以來所吃的東西。你的身體只會由你吃下的東西來打造。所以，**你冰箱裡的東西，就是你的身體**。

❹只要摸摸看就可以知道是否應該吃

把冰箱裡的東西拿出來，自己摸摸看，就可以清楚掌握食物的「狀態」。食物可能已經結霜、變硬、變得黏黏的、變色或滲出水來。

放在冰箱裡的東西，若光是用看的，容易覺得「好像還能吃」，或是心想「再繼續留著好了」。可是，只要拿出來用手摸摸看，就能夠清楚地知道自己想不想用這個食品來打造自己的身體，或是應不應該繼續留著。

爲了徹底確認「我應該用這個食物來打造自己的身體嗎？」把它拿出冰箱，用手摸摸看，確認觸感，也是很重要的。

步驟 2

判斷該丟掉還是留下

為什麼不要讓冰箱塞得滿滿的比較好？

把冰箱裡的東西全部拿出來之後，下一步就是決定要丟掉，還是要放回冰箱。這就和整理櫥櫃是一樣的道理。

「丟掉」的這個決定，也是非常重要的。

各位總是會覺得「怎麼可以把食物丟掉呢……」但我可以在此斷言，塞滿了一大堆多餘物品的冰箱，是不會讓你變瘦的。

丟掉東西的好處，就是讓冰箱裡的東西減少，也比較容易看清楚。

如果冰箱裡塞滿了食物，我們就會下意識地覺得「可以吃很多沒關係」，於是容易吃得比想像的還要多。

一旦冰箱裡變得清爽，「會變胖的東西」和「不會變胖的東西」就能一目了然。這樣一來，也能知道自己應該吃什麼。

如果一直把食物放在冰箱，食物的營養價值就會慢慢減低，最後甚至會對人體有害。

冰箱不是儲藏室，也不是垃圾桶。**把冰箱當作垃圾桶來使用，就等於把你自己的身體當作垃圾桶。**該丟的就丟，保持冰箱整潔是非常重要的。

此外，假如冰箱裡有一大堆「容易變胖的東西」，就必須慢慢丟掉，讓它逐漸減少。

東西放在冰箱裡，表示你總有一天會把它吃掉。**當你肚子餓，打開冰箱的時候，比起忍著不吃，盡量不要把食物放進冰箱其實更簡單。先讓冰箱裡的東西「瘦身」，就可以讓自己變瘦。**

話雖如此，判斷什麼該丟掉，什麼該留下來，其實並不容易。

接下來，我將告訴各位幾個在決定東西該不該丟掉時的判斷標準。

學會捨棄無用之物的八個重點

❶不想用來打造自己身體的東西

如前所述，你的身體是由你所吃下的東西打造的。

當你在煩惱不知該丟掉還是該留下時，請你想像這個食物變成自己身體的樣子。假設有一樣東西雖然非常貴，但是已經壞掉了，請問你會想把這個東西放進自己的身體裡嗎？你想用這個食物打造自己的身體嗎？這就是最重要的標準。

❷發出異味的東西

人類的嗅覺很靈敏，不管保存期限到了沒，只要聞聞看，就可以大致明白東西還能不能吃。只要覺得聞起來怪怪的，這個食物還是別吃進自己的身體比較好。

把東西從冰箱拿出來，摸摸看、聞聞看。雖然稍微麻煩了一點，但是以這樣的態度來面對食物，是相當重要的。

❸沒有蓋子的東西、黏黏的東西

假如食品沒有蓋上蓋子，或是呈現黏黏的狀態，滲出湯汁，那麼這個東西毫無疑問已經氧化，營養價值也變低了。

氧化之後，除了食物原有的美味和風味會消失，甚至還可能變成對身體有害的物質。

當你感到猶豫時，請回憶第❶個判斷標準。請不斷反覆問自己：「這個東西可以變成自己的身體嗎？」「這是我想吃的東西嗎？」

❹最佳賞味期限‧保存期限已過的東西

最佳賞味期限是可以享受食品原有美味的期限，保存期限則是可以安全食用的期限。（譯註：台灣的衛生福利部食品藥物管理署在「市售包裝食品有效日期評估指引」中對「保存期限」的定義為「在特定儲存條件下，市售包裝食品可保持產品價值的期間，其為時間範圍」。）

因此，保存期限已過的食物，就必須當作自己吃不完，乾脆地和它道別。

但最佳賞味期限過了，仍然可以食用。一般而言，**如果過期的天數已經超過最佳賞味期限×一・三倍以上的話，就應該當作壞掉了**。最重要的是必須記清楚什麼東西還沒用完。下次可以改買小包裝的，或是拿用得完的東西來代替。

❺開封後放了很久的東西

最佳賞味期限和保存期限，都是指未開封狀態的期限。食品的背面，通常都會註明「開封後請盡快食用完畢」的標語。假如已經開封，無論最佳賞味期限與保存期限是什麼時候，都必須「盡快食用完畢」。

但是，所謂的「盡快」到底是多久呢？

雖然並沒有明確的基準，時間也會隨著食品而異，不過一般而言，乳製品等容易腐壞的食品，大約是開封後一個星期，而像調味料等比較不易腐壞的食品，則大約爲一～二個月。

順帶一提，我自己每個月都會檢查一次冰箱。若有已經開封的東西，我會聞聞看它的味道，觀察它的顏色；沒有用到的東西，則會直接丟掉。

❻無法立刻回答「這是什麼時候買的？」「上次什麼時候用過？」的東西

如果有些已開封使用的東西，卻「不知道是什麼時候買的」「不知道上次什麼時候用過」，這些東西很可能都已經放很久了。就算還在保存期限之內，也應該要狠心丟掉。

如果你覺得丟掉實在太浪費，可以**貼上一張寫著一週後日期的膠帶**，將它放在我稍後會爲各位介紹的「立刻使用的東西」區。如果在期限內一次都沒用到，表示未來也一定不會再用到它了。既然如此，就乾脆地丟掉它吧。

食物就是要吃得美味，才能成爲營養，身體也才會變得健康。如果不能在食物最美味的狀態下食用，就算留著也沒有意義。

更重要的是，爲了未來那個嶄新的、瘦下來以後的自己，我們應該保持冰箱的清爽。當冰箱清爽整齊，打開冰箱就成了一件讓人心情愉快的事。

❼糖分、脂肪含量高的東西

甜點、碳酸飲料等之中富含的糖分，會在體內變成脂肪，讓人變胖。而且食用這些食物後，血糖會快速上升，有礙健康。**忍住不吃冰箱裡的東西非常辛苦，但假如這些東西打從一開始就不在冰箱裡，當然也就不會進入體內了。所以，請盡量避免把這些東西放進冰箱**。

請容我再強調一次，**冰箱裡的東西＝你的身體**。

「你要讓這些大量的砂糖變成你的身體嗎？」「你希望自己的身體是用這麼甜的碳酸飲料打造的嗎？」「你想用這塊蛋糕來打造你的身體嗎？」

只要用「yes」和「no」來回答，自然就能得到答案。

話雖如此，但我並不是要求各位完全不碰甜點和碳酸飲料。如果只是將它當作「心靈的營養」，偶爾吃一些，那麼我認爲冰箱裡放一些也無妨。我們可以把健康的飲食視爲「身體的儲蓄」，而讓心理得到滿足的美味犒賞，就可以視爲「心靈的儲蓄」。只不過，我們必須先決定好分量。事先決定好要吃進體內的量「只有這些」，冰箱裡就只能放這些。

因此，**「瘦身冰箱」把冰箱門設定為「犒賞品區」**。

這是因爲一般用來放置雞蛋或調味料的冰箱門有許多小隔間，只能放進固定分量的關係。接下來我會再詳細說明，請務必好好活用「冰箱門上的隔間」。

❽超過兩種的粉類

麵粉、天婦羅粉、大阪燒粉等粉類，也必須留意。因爲粉類中含有大量糖分，倘若攝取太多，就會轉化爲脂肪；而且粉類的熱量非常高。

「瘦身冰箱」的鐵則，就是盡量避免把會增胖的東西放進冰箱。

我曾看過一戶人家的冰箱裡有麵粉、大阪燒粉、鬆餅粉、章魚燒粉、太白粉、天婦羅粉等等，塞滿了粉類。

在實踐「瘦身冰箱」時，我們必須遵守「最多只能有兩種粉類」。其實粉類只需要麵粉和另一種粉類便足夠。只要極力減少粉類，就算不節食，也可以變瘦。

此外，我相信也有許多人將粉類存放在常溫下。粉類有時會因爲溫度和濕度過高而長蟎，倘若存放在櫃子裡，便很容易忘記，有時則會不小心買太多，因此建議各位還是將粉類放在冰箱裡冷藏爲佳。

只要打造「瘦身冰箱」，就能減少不必要的開銷

當我們在思考要不要丟掉食物的時候，就算是爲了變瘦、就算是爲了健康，心裡也難免出現「實在無法這麼輕易丟掉食物……雖然不知道什麼時候會吃，但這應該還沒壞……」這樣的心情。

沒錯，「丟掉」正是實踐「瘦身冰箱」時最困難的一件事。

把好好的食物丟掉，實在是太浪費了……我當然也曾有過這樣的心情。但是我希望各位能夠這樣想想看。

冰箱裡的東西＝你的身體。

根據這個原則，這些食物就是即將成爲你身體的東西。**要是吃下放了很久的東西，你的身體就會由放了很久的東西組成。**

吃進放了很久的東西，也就是氧化的東西，等同於吃進營養價值低落、生鏽的東西一樣。用生鏽的東西打造的身體，到底能不能變得健康呢？這樣眞的是爲你好，或是爲家人好嗎？

另外，丟掉食物固然浪費，可是一直擺在冰箱裡沒吃的東西，總有一天也會壞掉。這些其實是**「根本沒有必要買的東西」**。

所以我想給各位一個建議。當各位覺得「丟掉這麼多東西，眞的好嗎……」並感到不安的時候，請在丟掉它之前，計算一下當初花了多少錢買這樣東西。

有多少東西是本來連買都不用買的呢？爲了這些東西，究竟浪費了多少錢呢？像這樣具體地列出金額，就可以透過數字知道自己有多少不必要的開銷。

一旦列出金額後，便能養成在買東西之前先問自己「這眞的有必要嗎？」的習慣。光是這樣，就可以減少非常多不必要的支出。

許多實踐了「瘦身冰箱」的朋友都表示「不必要的開銷減少了」，就是因爲將食物所造成的浪費「視覺化」，並換算成金額的關係。

步驟 3

把食材放回冰箱裡的固定位置

「不會變胖的擺設方式」

決定好要留下的東西之後，下一步就是把食物放回冰箱裡。

現在我想再次提醒各位，放進冰箱裡的東西，就是會變成你身體的東西。

冰箱裡的東西＝你的身體。

在把東西放回冰箱時，請反覆思考這句話。

現在我手上拿的，是可以變成自己身體的東西嗎？——我想請各位再過濾一次。說不定在放回冰箱的這個階段，各位就改變了心意，決定「我還是不要吃這個好了」。

假如出現了猶豫，就把它丟掉。徹底下定決心，就能確實地變瘦。

而將東西放回冰箱時，該放在什麼位置呢？**「瘦身冰箱」的重點，就是「空空．滿滿」和「放在固定位置」**。

決定好固定位置，把放置「不會變胖的東西」的空間塞得滿滿的，讓放置「會變胖的東西」的空間保持空空的，就是「瘦身冰箱」最大的重點。

這就是「不會變胖的擺設」。也許各位讀者會覺得不可思議，但是隨著食物在冰箱裡的擺設方式不同，體重就會大幅變化。

什麼東西該擺在哪裡、怎麼擺，我會在第2章之後詳細說明，現在最重要的，是遵守固定位置。

決定固定位置的好處，就是不會再重複買相同的東西。

以前我造訪一戶人家時，從冰箱各處翻出了十二盒納豆。委託人驚訝地說：「怎麼會有這麼多！」**其實只要決定好食物擺放的位置，就不會像這樣一直重複買**

相同的東西了。除此之外，還可以避免因爲擔心最佳賞味期限，而不小心吃太多的情形。

決定固定位置的好處當然不止這些。

決定固定位置之後，冰箱裡「吃了不會變胖的東西」與「吃了會變胖的東西」就能一目了然。

「瘦身冰箱」會按照營養素來決定固定位置，把容易變胖的東西和容易變瘦的東西分開擺放。

清楚知道自己從哪一區拿了什麼東西來吃，也就是清楚掌握自己吃下的東西，「不知不覺吃太多而變胖」這種事情便不會再發生。

知道「今天吃了很多會變胖的東西」，就可以很簡單地想到「那明天就多用一些不會變胖的東西來做菜吧」，所以能瘦下來。

一位上過我的課程的學員這麼說：「我一直以爲吃什麼都沒差，沒多想就買來吃的東西，原來全都是高熱量食物。但是當我將食材分開擺放，明確地分開『適合吃的東西』和『不適合吃的東西』之後，就可以在沒有任何壓力的情況下，抱著『既然吃什麼都沒差的話，就吃這邊吧』的心情，選擇比較健康的那一邊。」

另外還有一個很大的好處。

那就是**更容易發現營養不均衡的情形，所以能在分量不變的狀況下，製作出容易變瘦的餐點**。

由於食材是按照營養素分類存放的，所以能夠輕鬆分辨到底什麼食物和什麼食物擁有同樣的營養素。

比起從冰箱裡的同一區拿出相同營養素的食物大量食用，攝取多種不同的營養素當然比較容易變瘦。

盡量不要從冰箱的同一區拿出食材。只要做到這一點，就能瘦下來。

例如，假設你每天的早餐都是培根起司三明治、熱狗蔬菜湯、優格以及拿鐵。這份早餐乍看之下似乎很完整，然而假如把冰箱裡的食材改成「有助瘦身的擺設方式」，便能立刻察覺營養不均衡的情形。

培根和熱狗都是肉，就營養素來說，兩者皆爲「蛋白質」，所以只需要從中擇一就夠了。明白這一點後，就可以去掉熱狗，改成純蔬菜湯，或是把培根換成酪梨，做成酪梨起司三明治，或是換成納豆，做成納豆起司三明治等等，花些巧思讓營養更均衡。除此之外，這份菜單還有另一種不均衡的東西。

各位覺得是什麼呢？

那就是乳製品。起司、優格和拿鐵裡的牛乳都是乳製品，所以這其實是一份攝取了過多乳製品、容易變胖的早餐。這個時候，只要把拿鐵改成黑咖啡，或是不要吃優格就可以了。這就是決定「固定位置」之後，便能輕鬆做到的事情。

透過分區，就能簡單做出有助瘦身的餐點。這便是最大的好處。

避免食材壞掉的「擺設方式」

當我們把食物放在固定位置的時候，必須讓所有食材都能看得一清二楚。這樣一來，就不會發生放到忘記的情形，不會浪費食材。

將比較高的東西放在內側，比較矮的東西放在外側，能一眼看見所有的東西就

可以了。

如此一來，就能避免一直使用外側的東西，而忘了放在內側的東西。相信有不少人曾經因爲把東西放在冰箱裡放到壞掉而感到懊悔，但這只是「擺設方式」的問題而已。只要改變「擺設方式」，就再也不會忘記了。

冰箱本來就不是用來囤積食物的地方。**冰箱存在的目的，是為了讓我們能夠多多使用新鮮的食材，品嚐食物的美味**。所以請不要忘記冰箱裡的東西，也不要囤積，盡快食用。

爲了「清楚看見」冰箱裡的東西，**我建議各位使用透明的袋子或保鮮盒來盛裝食材**。若是直接把整個購物袋放進冰箱，就會看不見袋子裡面的東西，很容易忘了它。請將食物放進透明的塑膠袋或保鮮盒裡，使內容物可以一目了然，再放進冰箱。讓冰箱裡的所有東西都在自己的控制之下，掌握食材的狀態，不斷更新食物。這就是「有助瘦身的擺設方式」。

請容我再次強調，冰箱不是「囤積東西的場所」，而是爲了讓我們能夠享用食材的美味而暫時寄放的場所。

冰箱和廁所，你比較常打掃哪裡？

在我們把拿出來的東西放回冰箱之前，有個工作請各位務必進行。那就是清潔冰箱。

其實冰箱是個一不注意就非常容易變得不衛生的場所。**冰箱明明是個必須維持乾淨的地方，但是打掃它的次數卻比廁所還要少**。這就是現狀。

冰箱是為了保持食物的衛生而製造出來的東西，所以一定要保持冰箱裡的清潔。我們可以使用酒精噴霧來清潔冰箱，除了冰箱裡面，冰箱門外、側面和上方也都必須擦拭。

尤其希望各位注意的，就是冰箱門上的膠條。許多家庭中冰箱的這個部分都會發霉，而這些黴菌可能會掉落在食物上，因此請各位仔細清潔。

有一說表示冰箱裡有五百萬個細菌。冰箱裡滿是細菌、黴菌、蟎的食物，如果不仔細清潔，冰箱就成了牠們絕佳的溫床。

另外，魚、肉以及沾有泥巴的蔬菜上，本來就帶有細菌。如果把壞掉的肉一直放在冰箱裡，或是把從魚的內臟流出的血水放著不管，細菌就會在此大量繁殖。

似乎有些人以爲只要把食物放進冰箱，細菌和蟎就會死掉，但是**冰箱並沒有殺菌的功能**。牠們或許會呈現假死狀態，或是因爲低溫的關係而難以繁殖，但卻不會死掉。

而且，**假如冰箱裡塞滿了東西，食材其實就會「冰不透」**，不但食材容易壞掉，也很難清潔冰箱。但是只要慢慢把冰箱改變爲「瘦身冰箱」，冰箱就會變得清爽，打掃也不會那麼麻煩了。

我建議各位至少一個月清潔一次，用酒精噴霧擦拭冰箱內外。反過來說，**假如冰箱裡的東西滿到沒辦法一個月簡單清潔一次，就表示這台冰箱「囤積過多」**了。

不會復胖的採購祕訣

就算整理好冰箱裡的東西，決定好放回去的位置，同時改爲不會變胖的擺設，倘若買了「會變胖」的東西回來，一切又會回到原點。

冰箱裡沒有的東西，就吃不到，所以不要把「會變胖」的東西放進冰箱裡。這就是持續實踐「瘦身冰箱」的鐵則。

請從買東西的階段開始，就仔細挑選要放進冰箱的東西，盡量不要買「會變胖」的東西。

不會復胖的採購方法，我會在第6章詳細說明。我將告訴各位許多不用特別忍耐也不會變胖的採購祕訣。

這就是「瘦身冰箱」的打造方法。

或許有些讀者會懷疑：「這樣眞的就能變瘦嗎？」

爲了這些讀者，從下一章開始，我將會說明「有助瘦身的擺設方式」。

請各位試著瞭解我在看過兩百台冰箱之後設計出來的「只要這樣放，就能變瘦」的擺設方式。

這樣一來，相信各位就能明白「爲什麼可以變瘦？」了。

第
2
章

冷藏室變得清爽，自然就會變瘦

冰箱裡容量最大的部分就是冷藏室。
是「變胖」還是「變瘦」，端看這裡如何改變。
把冷藏室分成十二區，絕對要遵守固定位置擺放。

分成十二區

冰箱的內部可以大致分為「冷藏室」「冰箱門」「蔬果室」「冷凍室」等四區。其中容量最大的，就是「冷藏室」。

平常我們找東西吃的時候，也幾乎都會從冷藏室找。

也就是說，冷藏室是和我們的身體關係最密切的地方。**如何改變冷藏室，就是決定「變胖」或「變瘦」的關鍵**。

「有助瘦身的擺設方式」會將冷藏室分成十二區。

這十二區，是根據不同營養素來區分的。一開始要記住十二區可能有點辛苦，不過各位可以把二〇六頁的分區圖影印下來，貼在冰箱門上，把食物放進冰箱時就不會無所適從了。

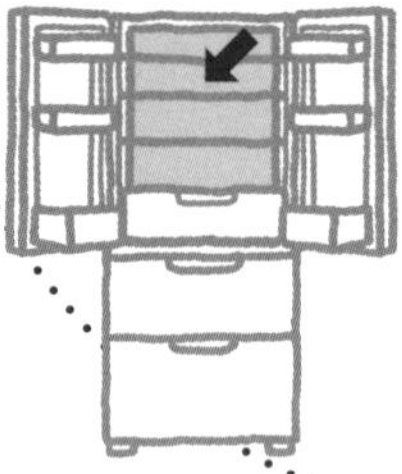

有助瘦身的冷藏室擺設方式

＊彩色版在206頁

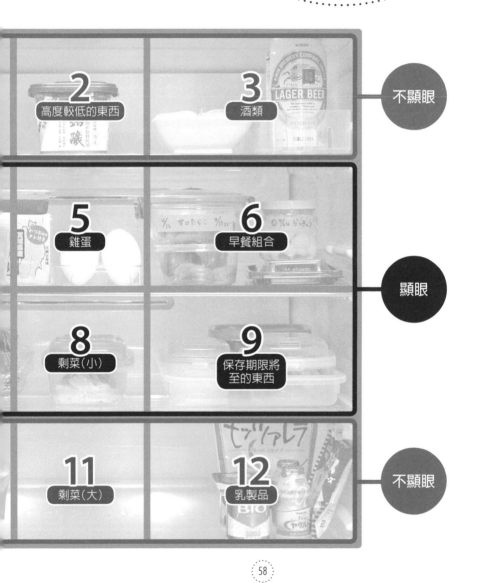

POINT

把「不會變胖的東西」放在明顯的地方，而「會變胖的東西」一看見就會想吃，所以必須放在不顯眼的地方。

第1層 隱藏區

冰箱裡最上面的那一層很難活用。因為不顯眼，所以經常會忘記這裡放了什麼。請將「就算看不見也必須找出來」的東西放在這裡。

第2層 VIP區

冷藏室的第2層，是打開冷藏室之後最先映入眼簾的地方。這裡我們要放入非常多「不會變胖又有營養」的東西。只要把想用來做菜的食材放在醒目的地方，自然就會變瘦。這就是「瘦身冰箱」的重點。

第3層 「隨時吃」區

只要把肚子餓的時候馬上就能吃、熱量低又有營養的東西集中在這裡，可以預防一不小心就吃了甜點，或是太倚賴外食的狀況。此外，為了不要把東西長期放在冰箱裡，趁著食物新鮮美味的時候食用，把「隨時用」的東西放在一起，也是很重要的。

第4層 基礎區

冷藏室的最下層，相當於地基的部分。要放在這裡的，就是能夠成為身體基礎的營養素。

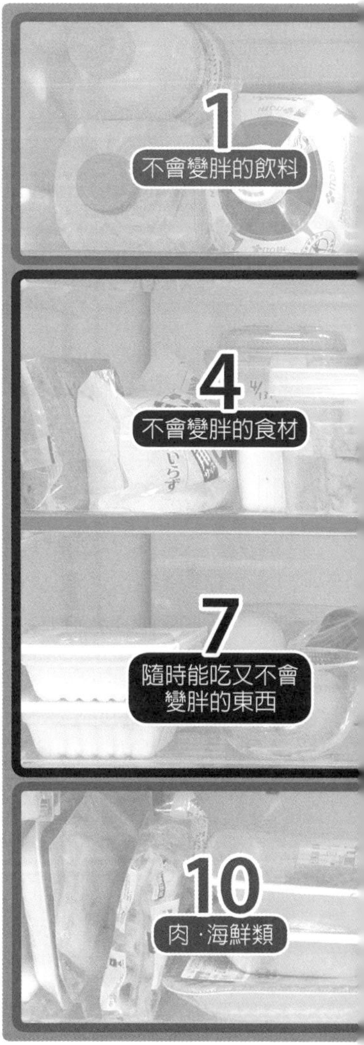

接下來，我將詳細說明各區的內容。

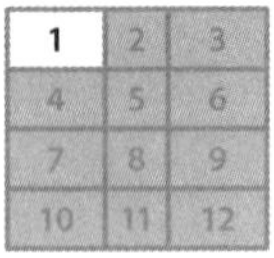

1區

不會變胖的飲料

存放在本區的食材

水、茶、氣泡水

◎只要擺進氣泡水就會變瘦

要放在這裡的，是水、茶等不管喝多少都不會變胖的飲料。雖然這一區比較不容易看見，並不顯眼，但是水和茶就算忘了也不用擔心壞掉，而且飲料類的包裝通常比較長，不容易擋住後面的東西。

這一區**一定要放的就是氣泡水**。爲什麼呢？因爲只要用氣泡水取代啤酒，就可以輕鬆瘦下來了。

也許各位會覺得疑惑，但其實當我們想喝啤酒的時候，往往不是想喝那個「味道」，而是想要那種「口感」。實際測試過後，幾乎所有人都表示用氣泡水取代啤酒，也能獲得同樣的滿足感。

氣泡水是水，遠比喝下含有大量醣類的啤酒更容易變瘦。各位可以花點巧思變化，例如只有第一杯喝罐裝啤酒，接下來就改喝氣泡水。

「除了水和茶以外的飲料，又該怎麼辦呢？」這個疑問，我會在後面爲各位解答。

1	**2**	3
4	5	6
7	8	9
10	11	12

2區

高度較低的東西

存放在本區的食材

味噌、粉類

◎一旦冰箱的燈被擋住就會變胖!?

請各位打開冷藏室看看。幾乎所有冷藏室的燈，都設置在2區。而**不要把燈光擋住，對於瘦身冰箱來說是非常重要的**。

萬一燈光被東西擋住，冷藏室整體就會變暗，難以看清什麼東西放在哪裡。這雖然只是一件不起眼的小事，但是**只要做到避免燈光被擋住，食材就會變得非常好用，不但營養更均衡，還能減少食材的浪費**。

為了不讓燈光被擋住，這區必須放高度比較低的東西。

容器高度較低的**味噌**，就要放在這裡。雖然這裡不顯目，但是味噌是做菜時很常用到的食品，所以不會被遺忘。

另外要放在這裡的，就是**麵粉、太白粉等粉類**。粉類屬於醣類，也是「會變胖」的食物。其實一杯麵粉就有大約四百大卡，相當於兩碗飯的熱量。我不建議各位使用太多，所以放在這個不顯眼的地方。

許多粉類都是以大包裝販售，如果家裡有很多種粉類，又要在最佳賞味期限內用光，就等於吃下了非常多的熱量。

因此，**請將粉類的數量限定為最多兩種**，放在這裡。**我建議各位只要留下麵粉和太白粉，減少大阪燒粉和章魚燒粉**等等。

1	2	**3**
4	5	6
7	8	9
10	11	12

3區

酒類

存放在本區的食材

啤酒、葡萄酒、下酒菜組合

◎一定要放在啤酒旁邊的東西是什麼？

啤酒、葡萄酒等酒類，都放在這裡。酒類很容易讓人變胖，所以故意放在又小又不顯眼的這一區。想喝酒的時候不可能看不見，酒就算放到忘記也不會壞掉，因此可以放心。

這一區的空間很小，只能放兩罐啤酒，也是重點之一。為了防止喝太多，只要冷藏一點點就好。

在晚間小酌的時候，往往會用高熱量的東西來當作下酒菜，因此可以在同一區裡放一些魚板、毛豆等熱量較低又有營養價值的下酒菜，當作晚間小酌組合，就能更容易變瘦。

當我們下定決心要好好管理「冰箱」的時候，其實有一個重點，那就是**把家人要吃的東西放在顯眼的地方，同時不要打壞其他的擺設方式**。只要固定把小酌組合放在同一個地方，先生就不會爲了找下酒菜或酒，而把冰箱翻得亂七八糟。

萬一讓先生花太多時間到處找東西，他可能會要求「恢復冰箱本來的樣子」，所以請務必把酒和下酒菜放在一起，當作小酌組合。

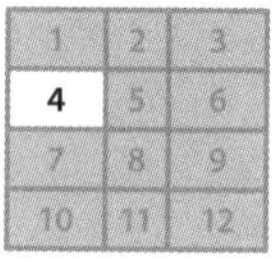

4區

不會變胖的食材

存放在本區的食材

豆腐、豆渣、油豆腐、炸豆皮、黃豆粉當中選二種。海髮菜、海帶芽、昆布、羊栖菜、海帶根當中選兩種。蒟蒻、蒟蒻絲各一。魩仔魚、櫻花蝦等

◎「大豆製品」必須塞得滿滿

這一區要存放許多**充滿營養又不會變胖的代表選手——大豆製品、海藻、蒟蒻**等等。

在顯眼的區域放進許多具有營養又不會變胖的東西，每天食用。這就是「瘦身

冰箱」的重點。

豆腐、油豆腐等大豆製品不但有助於瘦身，更有飽足感，而且不管是生吃或烤、煮，都可以輕鬆變成一道菜上桌，十分方便。

黃豆的主要成分是植物性蛋白質，具有非常高的營養價值，同時能幫助體內排出多餘的脂肪，請盡量每天都吃一份。

◎一定要放在顯眼處的兩種東西

海髮菜等海藻類富含鎂以及食物纖維，可以促進新陳代謝、幫助排便，是一種有助於瘦身的食材。只要從容器中取出，就可以直接當作一道菜，臨時加菜也很方便。請從海髮菜、海帶芽、昆布、羊栖菜、海帶根當中挑選兩種，常備在這一區。

減肥的好夥伴——蒟蒻和蒟蒻絲，也要放在這一區。我把這裡設定為VIP區，隨時保持庫存。蒟蒻和蒟蒻絲幾乎沒有熱量，所以我至少會常備兩個在冷藏室。

魩仔魚和櫻花蝦是乳製品之外的鈣質來源，所以放在這一區。一般人很容易缺乏鈣質，只要把這些食材放在顯眼的VIP區，便能更積極地食用，有助獲得均衡的營養。這一區的食材不但不會變胖，更有益身體健康，所以請一直讓它保持滿滿的狀態。

1	2	3
4	**5**	6
7	8	9
10	11	12

5區

雞蛋

存放在本區的食材

雞蛋

◎雞蛋要放在冰箱的「正中間」

絕大部分的人，都會把雞蛋放在冰箱門的蛋架上。不過在實踐「瘦身冰箱」時，請把雞蛋放在冷藏室的正中央、最明顯的位置。

可能有些讀者會納悶：「咦？雞蛋要放在這種地方？」但這當然是有原因的。

這是因爲，**雞蛋是一種完全營養食品。幾乎所有的營養素都可以從雞蛋中獲得，然而雞蛋的熱量卻很低，因此希望各位務必頻繁地食用**。過去常聽到「吃太多雞蛋不好」的說法，但是近年研究已經證實，食物中的膽固醇並不會影響血中膽固醇的濃度，所以請各位放心食用。

雞蛋還有一個好處，就是**不用調理也能馬上食用**。沒有配菜的時候，可以在白飯上打一顆生雞蛋，再從旁邊的④「不會變胖的食材」區拿出豆腐、從⑥「早餐組合」區拿出鱈魚卵，就是很棒的一餐了。

只要飲食的營養均衡，各種營養素便會互相幫忙，轉化為身體所需的養分，促進代謝，因此不容易變胖。所以，我們要把雞蛋這個「營養優等生」放在最醒目的VIP席，讓攝取營養均衡的飲食變得簡單。

這一區是冷藏室的中心，這裡只放雞蛋，就會留下許多空間，**讓冷藏室整體變得清爽，可以清楚看見裡面放了什麼東西**。此外，就算隔壁的④「不會變胖的食材」區裡的大豆製品或海藻等「希望能常用的食材」放滿了，也可以利用雞蛋區的空間，相當方便。

1	2	3
4	5	**6**
7	8	9
10	11	12

6區

早餐組合

存放在本區的食材

佃煮貝類、梅乾、韓式泡菜、蕗蕎、醬菜、鹽昆布等。綜合豆、蔬菜湯

◎只要三分鐘就能做好早餐的「早餐組合區」

在「瘦身冰箱」中，我們會在這裡準備「早餐組合」。

因爲好好地吃一頓早餐，對於打造一個能健康變瘦的身體是極爲重要的。

要放在早餐組合區的，是能夠簡單端上桌的東西，以及吃了不會變胖的東西，例如佃煮貝類、梅乾、韓式泡菜、蕗蕎、醬菜等。

鱈魚卵、佃煮海苔、鹽昆布等也可以放在這一區，不過這些食物對某些人來說可能會更下飯，如果是這樣的話，請盡量避免。

蕗蕎和梅乾也可以當作調味料使用，請務必放在這裡。**烹飪時若用切碎的蕗蕎或梅乾來取代鹽或醬油，只需放一點點就能提味，不但能幫助減少鹽分的攝取，又**

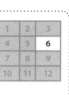

能獲得蕗蕎或梅子本身的營養素，可說是一舉兩得。

許多實踐過的朋友，都表示只要冷藏室裡有這個早餐組合，就「很安心」。早上如果手忙腳亂，很容易來不及吃早餐。不過只要這一區隨時備有食材，從早餐組合裡選擇一、二種，再端出白飯就可以了。換言之，在忙碌的早晨，只要看冰箱裡的這一區就夠了。將冷凍的白飯加熱，再把「早餐組合」從冷藏室取出，只要三分鐘就能準備好早餐。

◎要怎麼做到每天攝取營養均衡的早餐？

爲了做到每天攝取營養均衡的早餐，建議可以加上5的雞蛋，或是從4拿出魩仔魚來搭配。另外，如果再加上蔬果室的小番茄和葉菜類，就能夠立刻完成一份營養均衡的早餐。

喜歡吃西式早餐的人，可以在這一區放一些綜合豆或蔬菜湯等適合搭配麵包的「不會變胖的食材」。

請務必把「早餐組合」塞得滿滿的。在忙得沒時間採購的時候，只要冰箱裡的「早餐組合」區食材充足，就能放心地告訴自己：「明天的早餐有著落了」「只需要準備一餐而已，從這一區拿食材出來就好」。

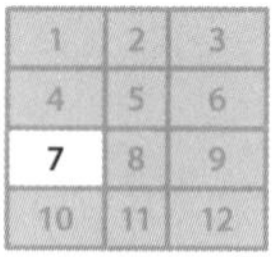

7區

隨時能吃又不會變胖的東西

存放在本區的食材

白煮蛋、納豆、生豆皮、魚肉香腸或魚板、烤番薯、關東煮等

◎冷藏室的「瘦身救世主」

回家後如果肚子餓，我們總是會打開冰箱，找找看有沒有什麼可以吃，就這樣吃下了一些多餘的食物。這種時候，我們吃的往往是高熱量的食物。

其實有個祕訣可以幫助我們輕鬆避開這種「會變胖的點心」！那就是**在一打開冰箱就映入眼簾的區域常備著「隨時能吃又不會變胖的東西」**。這麼一來，就可以滿足「現在立刻想吃東西」的慾望，又不會變胖。

例如，對我來說，納豆和生豆皮就是我「現在就想要吃點什麼」時的「救世主」。納豆和生豆皮不但「隨時能吃又不會變胖」，更能帶來飽足感，所以我會將它們放在這一區，而非④「不會變胖的食材」區。

此外，據說納豆富含的鋅，具有預防味覺障礙的功效。一旦味覺變得遲鈍，就會偏好重口味的食物，食量也會變大，同時也會因爲攝取過多鹽分而有礙健康。我們要把納豆當作冷藏室的VIP中的VIP，一定要隨時常備，如果可以的話，請盡量每天都食用。

納豆也是一種完全營養食品，只要打開包裝就能直接吃，非常方便。有時候我甚至會在正餐和點心時間吃，也就是一天吃兩盒。

生豆皮的營養豐富，只需要滴上少許芥末醬油就很美味，同時具有飽足感。

◎如何隔絕冰箱外的誘惑

除此之外，還可以放一些味道較重又有口感的**魚肉香腸或魚板**，當作可以直接吃的點心。雖然這些是加工食品，但即使是平常不太吃魚的人，也能透過吃點心來補充海鮮類的營養素。

如果想吃具有飽足感的東西，那麼**烤番薯和關東煮**也是一個好選擇。在有些人的印象中，可能覺得吃烤番薯很容易胖，但因為它富含食物纖維，可以促進排便，幫助囤積在身體的東西排出體外。

與其吃甜的蛋糕或甜點，倒不如吃富含食物纖維的烤番薯，還比較不容易胖。關東煮也因為有許多不同的料，因此充滿營養。雖然必須注意魚漿製品，但關東煮的料所含的醣類較少，不用擔心變胖。

假如無論如何都想吃甜的，就請在這一區放**果凍**吧。果凍不含脂肪，因此比乳製品不易變胖。如果是寒天製作的果凍，更是富含食物纖維，能促進排便，因此我比較推薦。另外，也可以放一些切好的水果替代果凍。

只要在冰箱裡準備好「隨時都能吃的東西」，就不太會將手伸向「冰箱外面」那些讓人容易變胖的食物了。

冰箱外面有餅乾等許多讓人容易變胖的零食。但是，不用冷藏的東西，絕大部分都經過加工，含有讓它能長期保存的添加物。**添加物會降低身體的新陳代謝，因此不但吃下了高熱量，更會使身體容易變胖**，等於受到雙重傷害。

有助於瘦身的食物都放在冰箱裡——想吃點心的時候，請各位這麼想。

◎把水煮蛋放進冰箱裡

這一區裡若是什麼都沒有，就是緊急狀態了。**這種時候，請務必在這裡放一～二顆水煮蛋**。因爲吃下水煮蛋之後，便能暫時壓抑「好想吃點什麼」的慾望。雞蛋的熱量很低，營養價值又高，是減肥時的好夥伴。

爲了避免吃下多餘的東西，建議各位隨時保持這一區裡裝滿食物。

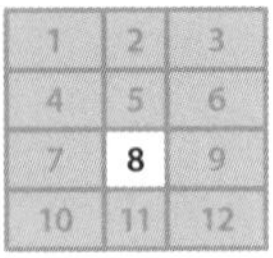

8區

剩菜（小）

存放在本區的食材

裝在盤子或保鮮盒裡的剩菜

◎再也不會說「忘記吃」了

8區是冰箱裡食材最常進進出出的地方。如果有少量的剩菜，可以裝進盤子或保鮮盒，放在這一區。當家裡沒有剩菜時，這裡就會有多出來的空間，而這就是重點。

如果把冷藏室全部塞得滿滿的，就會看不見最裡面的東西，食物容易擺放太久。爲了總是能夠吃到新鮮的食材、打造健康的身體，我們必須留下某種程度的空間。和正上方的「雞蛋區」一樣，在這一區也留下空間，便能讓冷藏室的中央部分一目了然，整體變得清爽。剛買回來的東西，也可以暫時放在這個空間。

這一區是打開冷藏室之後第一眼就會看到的區域，可以避免東西買回來之後就這樣放到忘記。

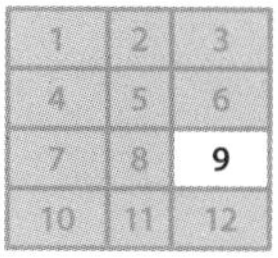

9區

保存期限將至的東西

存放在本區的食材

保存期限將至的東西

◎不會再浪費食物的簡易菜色設計法

我們可以把「必須立即使用的東西」以及「保存期限快到」的東西集中放置在這裡，趁還沒壞掉盡快食用。**食材一旦放太久，就必須加重調味，或是必須用油來烹調，不但容易變胖，更有可能變成危害身體健康的物質。**

因此，我們必須把保存期限快到的東西全部集中在這一區，盡快食用。

我平常規劃菜色的時候，總是**以這一區剩下的東西為主軸來思考**。

假設這裡有明天之前必須吃掉的豬肉、保存期限快到的鰹魚露，還有一些已經枯萎的葉菜類，我就會馬上想到用鰹魚露滷豬肉和青菜。

像這樣陸續將必須趕快使用的東西移到這一區，慢慢用完，就不會再發生因爲放到壞掉、過期而丟掉食物的情形。這麼一來，冰箱裡的東西就會永遠是新鮮的，也不會一直放著不用了。

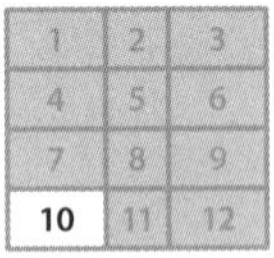

10區

肉・海鮮類

存放在本區的食材

牛肉、豬肉、雞肉（培根、熱狗、火腿）當中選一～二種。魚、貝類、花枝、章魚（甜不辣、魚板、竹輪）當中選一～二種

◎人體僅次於水分最需要的是什麼？

人類僅次於水分最需要的就是蛋白質。這是因爲人體有百分之二十都是由蛋白質構成的。雖然蛋白質是這麼重要的營養素，我們卻往往沒有攝取充分的蛋白質。

蛋白質是製造肌肉和血液的營養素，主要存在於肉、魚以及大豆製品裡。

「肥胖的根源」——醣類，廣泛地存在於白飯、飲料、調味料等食品當中，就算我們不想吃，都會不自覺地吃下很多。相對地，人體需要許多蛋白質，可是我們攝取的分量卻往往不足，因此經常缺乏蛋白質。

因此，我們一定要在蛋白質區常備肉類和海鮮類等食材。下廚的時候，請各位務必從這裡拿出一樣使用。

肉類的食材除了牛、豬、雞肉之外，還有培根、熱狗、火腿；海鮮類食材除了魚、貝類、花枝、章魚之外，還有甜不辣、魚板、竹輪等。

這些加工品含有較多脂肪和鹽分，必須特別注意，但是在忙碌的早晨非常方便，因此可以將它當作蛋白質的攝取來源，全部集中在同一處。

一般人對魚的印象就是烹調起來比較麻煩，但是其實大部分的魚，買回來之後都可以直接烤，並不會太費事。**像鮭魚片、鯖魚片、秋刀魚等，都只要「烤熟」即可，完成一道菜比烹調肉類還要輕鬆**。只要記得這一點，魚類上餐桌的次數應該就會增加許多。

◎只要打造「爸爸空間」「小孩空間」，冰箱就會變整齊

如果冷藏室裡還有另一個零度保鮮室（chilled room）的空間，就可以把肉類和海鮮類放進零度保鮮室，而空出來的這個區域，則可以全部用來當作「爸爸空間」與「小孩空間」。

這裡可以放置爸爸和小孩自己買回來的東西，或是小孩的點心組合。

當然，每個家庭都可以視狀況自由使用這個空間。

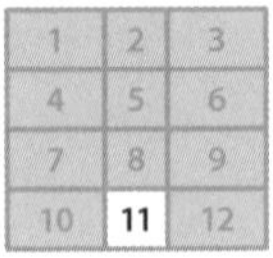

11區

剩菜（大）

存放在本區的食材

裝在鍋子裡的剩菜

◎只要有多餘空間，食材的更換率就會提升

量比較多的剩菜，或是在鍋子裡剩餘的東西，可以把整個鍋子放進冰箱這一區。也就是說，少量的剩菜放在8剩菜（小）區，量比較多的剩菜，就放在這個剩

菜（大）區。

如果沒有剩菜，8和11的空間就會空下來。在冷藏室的中央留下空間，就能夠讓整體看得比較清楚，不斷用掉食材，提升冷藏室裡食材的更換率。

許多人會把剩菜放在上層，但由於上層比較難看見，總是會忘記，把剩菜放到壞掉，所以剩菜一定要放在顯眼的地方。

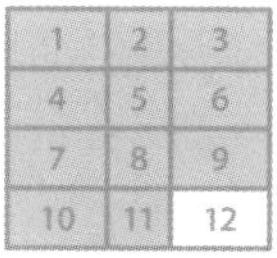

12區

乳製品

存放在本區的食材

起司、奶油、優格、乳酸菌飲料

◎只要「把乳製品集中在一起」就會變瘦

乳製品是營養價值很高的重要食材，但也含有許多脂肪。其實我認爲**影響「變瘦」最大的關鍵，就在於「乳製品」**。因爲**乳製品含有許多脂肪，熱量很高，但我們卻常常「不知不覺」吃下很多。**

乳製品的「脂肪含量很高」——倘若沒有這個認知，就會在不知不覺中攝取過多。不瞞各位，我以前誤以為優格是減肥食品，曾經一天就吃了一大盒。這樣的確攝取了許多蛋白質以及鈣質，可是同時也吃下了大量的脂肪。

養樂多等乳酸菌飲料，也請視為乳製品，放在這一區。一般人的印象中，乳酸菌飲料似乎感覺對身體很好，但其實它也含有許多糖分，請注意不要飲用過量。

奶油也必須一起放在乳製品區。許多人在使用奶油的時候完全不在乎分量，其實一大匙的奶油就有將近一百大卡的熱量。

如果是在有心理準備的狀況下使用，倒是無妨，但假如在不知情的狀況下，經常在麵包上塗抹大量奶油，或是毫無節制地用在炒菜時或西式料理中提味，就會成為瘦不下來的關鍵。

有一位接受我直接指導實踐「瘦身冰箱」的委託人，**因為戒除了每天吃塗抹大量奶油的吐司當作早餐的習慣，穿上了原本穿不下的裙子**，讓她非常高興。

「那明明就不是非吃不可的東西，可是我卻莫名其妙地吃了一大堆。光是把乳製品集中放在一起，就會自然覺得『這些都是高熱量的東西』，所以不用特別忍耐，很順利地戒掉了。總覺得好像賺到了呢。」她這麼表示。

◎乳製品最多「一天兩份」

那麼，乳製品到底可以吃多少呢？根據日本的「飲食均衡指南」，建議一天食用兩份乳製品。也就是說，**這一區裡可以吃的，一天只有兩份。一旦超過，就等於攝取了過多的脂肪**。

例如早餐吃了優格，點心時間吃了一小塊起司，接著用牛奶來煮焗飯，還撒上起司粉，咖啡裡也加了牛奶……我想這些都是很常見的，但這樣一來就攝取太多了。

許多人肚子有點餓的時候，就會吃一小塊起司或是起司片來當零嘴，這也是「變胖的元凶」。切塊起司一小塊就有將近八十大卡的熱量。雖然起司是很重要的鈣質攝取來源，但同時也是脂肪含量很高的食品，所以並不需要吃太多。一天當中，只需要二分之一杯的牛奶以及一小塊起司，或者是一小杯優格＋一片起司片就足夠了。

此外，**我觀察了許多冰箱之後，發現許多人都會重複購買乳製品**。以起司來說，就有起司片、莫札瑞拉起司、起司粉以及起司塊，而且同樣的產品還買了好幾個。

只要把這些全部當作「乳製品」，放在同一區，就可以避免食用過量。光是做到這一點，就有許多人明顯地慢慢變瘦。

把乳製品全部集中在這一區，規定自己「一天只能從這裡拿出兩份」，盡量克制食用過量。

分清楚「空空」和「滿滿」

這樣一來，十二區就決定好了。

這十二區的劃分和分類，可以依照每個家庭的狀況自行調整。重要的是，**應該塞滿的地方一定要塞滿，剩餘的地方就保持空空的**。

應該塞滿的，就是4「不會變胖的食材」區以及7「隨時能吃又不會變胖的東西」區。

「不會變胖的東西」和「營養豐富的東西」必須塞得滿滿的，其他的東西就少放一些。如此決定之後，每次打開冰箱，吃的東西自然而然就會改變，也會開始製作容易變瘦的餐點。

光是明確地掌握什麼應該吃、什麼不應該吃太多，就能夠打開「變瘦」的開關。

此外，還有一件重要的事情必須告訴各位。那就是**冷藏室沒有必要永遠塞得滿滿的**。

冷藏室裡存放著一大堆食材之後，會讓人下意識產生一種「太浪費了，趕快吃掉吧」的壓力，而這就是變胖的重要原因。

也許有些人只要冰箱不裝滿，就會感到不安。但是在日益便捷的現代，幾乎不會出現完全沒空去採購，而使得冰箱空空如也的情形。

所以請清楚掌握自己買菜的頻率以及容易買到的東西，**若是隨時都能買到的東西，請盡量不要囤積**。

食材的新鮮度和美味都會隨著時間的經過而降低。

根據我所進行的調查，即使是採購頻率低的人，一個星期也可以至少採購兩次。也就是說，冰箱裡只需要存放足以度過三天的食物即可，不用準備超過三天份的東西。

假如各位還是擔心，那麼我接下來要說明蔬果室放滿，而冷凍室則放入處理好的食材。

請盡量逐漸減少冰箱裡的東西，趁新鮮將食材使用完畢。不停地替換冰箱裡的物品，便能打造出對減重和健康都有助益的「瘦身冰箱」。

瘦身冷藏室的❸個重點

❶把冷藏室分成十二區。

❷準備「早餐組合」，避免不吃早餐。

❸想吃零食的時候，請活用「隨時能吃又不會變胖的東西」區。

第3章

利用冰箱門的「隔間」來減少熱量

冰箱門是最大的黑洞區。
只要好好整理這裡，就能一口氣減少許多讓人變胖的元凶。

你說得出放在冰箱門的所有東西嗎？

在**「瘦身冰箱」中，「冰箱門」其實掌握著重要的關鍵**。

這是因爲放在冰箱門的，大多是含有高糖分、高油分的調味料與甜的飲料、碳酸飲料等，許多變胖的元凶都集中在這裡。

另外，在因爲過期而丟掉的「浪費排名」中，放在冰箱門的調味料正是第一名。囤積最多不必要的卡路里，同時又浪費最多金錢的，就是「冰箱門」。

冰箱門還有另一個特徵。

那就是**幾乎沒有人能完全正確地說出冰箱門裡放了什麼東西**。

請問你家的冰箱門裡放了什麼東西，你全都想得起來嗎？相信百分之九十八以上的人一定都想不起來。

冰箱門和正面的冷藏室不同，比較不顯眼，同時又有許多小隔間，靠近內側與上層的東西都不顯眼。

正因如此，許多人往往會把便當附的袋裝芥末或醬油、不知道內容物為何的小包裝食品，甚至連舊的眼藥水、化妝品都放在這裡，使這裡成為廢物的溫床，變得像黑洞一樣。

在我拜訪過的家庭中，出現最多的例子就是**把開封後的調味料放在冰箱門裡就不管，一直放到過期**。

假如一直把不需要的東西塞進冰箱，不但難以看清冰箱裡的物品，吃下放太久的食物也對健康有害。

如果想把這個黑洞變成「瘦身冰箱門」，就必須讓冰箱門裡的東西一目了然，確實做好「需要」「不需要」以及最佳賞味期限的管理。

尤其需要注意的就是「調味料」。

就算最佳賞味期限還沒過，但是已經開封過的食物會逐漸氧化，品質變差。最佳賞味期限基本上都是針對開封前所定的期限。因此**開封過的調味料，請盡量在一個月內使用完畢**。若是一個月用不完，就表示分量太多了，下次採購時請選擇小包裝的。

而「調味料」其實也和奶油、麵粉一樣，屬於**不知不覺中使用的「會變胖的食物」**。**大部分的調味料，一大匙的熱量就高達八十大卡，要是沒有節制地大量使用，會在不知不覺中變胖**。

總之，冰箱門往往存放著最多不必要的東西。只要改變這裡，不論是在金錢方面或是健康方面，都能獲得「瘦身」的效果。

分成左右六區

冰箱門大部分會分成三層。若再從中間縱向切半，就可以分成六個區域。對開冰箱大多原本就分成六個區域，因此請直接使用。

對右撇子來說，冰箱門的右側比較顯眼，所以主要在此放置「不會變胖的東西」。而比較看不見的左側，則用來放「會變胖的東西」。

左撇子的讀者，請考慮自己習慣使用的眼睛，把「會變胖的東西」放在自己比較看不見的地方，把「不會變胖的東西」放在顯眼的地方。

另外，「瘦身冰箱」還有一個重點，就是有效地利用冰箱門來放置「犒賞品」。冰箱門的空間狹小，放不下太多東西，因此把「犒賞品」放在冰箱門裡，就能達到限制數量的效果。

六區的劃分方式如下：

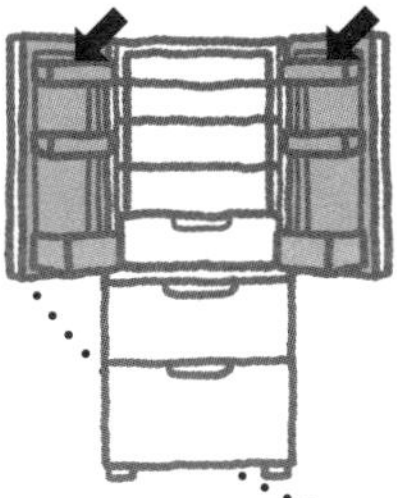

有助瘦身的冰箱門擺設方式

＊彩色版在208頁

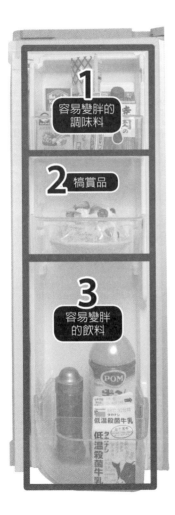

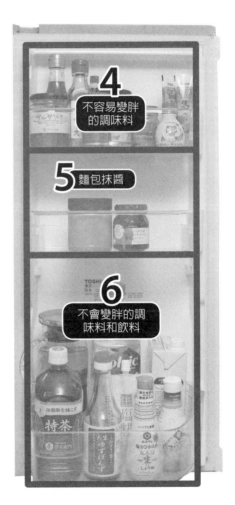

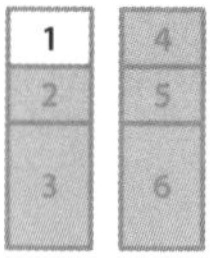

1區

容易變胖的調味料

存放在本區的食材

美乃滋、番茄醬、醬汁、燒肉沾醬、沙拉醬、咖哩塊

◎注意「胖×胖」的組合！

左邊部分的最上層，是冰箱門中最不顯眼的地方。我們可以利用這個「不顯眼」的特性，把最不希望使用的東西，也就是「會變胖的調味料」放在這裡。

「會變胖的調味料」之所以棘手，是因為調味料本身含有許多糖分和油分，很容易讓人變胖，而且使用這種調味料的食材，也大多含有許多糖分和脂肪。

例如醬汁一般會淋在可樂餅或是炸豬排上，番茄醬會淋在蛋包飯上，也就是大多使用在高熱量的食物上。

調味料的熱量很高，淋上的食材熱量也很高。這就是所謂「胖×胖」的組合，因此必須特別留意。看起來具有濃稠感、顏色較深的調味料，大部分都含有許多糖分和油分，可以把它歸類爲容易變胖的食材。

「會變胖的調味料」只能準備這裡放得下的分量，請勿再增加。

◎美乃滋、番茄醬、醬汁都是「會變胖的調味料」

會變胖的調味料中，最具代表性的就是美乃滋、番茄醬、醬汁、咖哩塊以及燒肉沾醬等「專用調味料」。

美乃滋幾乎全是用油做成的，所以只要**一大匙就有超過八十大卡的熱量**。它的熱量雖然很高，但由於包裝是軟管狀，所以很難計算分量，總是不小心就加太多。

美乃滋也是很容易形成「胖×胖」組合的東西。例如最具代表性的用途就是大阪燒。大阪燒含有許多醣類，屬於「會變胖」的食物。除此之外，美乃滋也常用在炸雞塊等油炸類的食物上，也是「會變胖」的組合。

美乃滋的好夥伴——生菜沙拉雖然是「會變瘦」的食物，但仍必須注意不要使用太多。**超市販售一種分裝成小包裝的美乃滋**，各位可以利用這種小包裝來節制使用的分量。

番茄醬和醬汁也是含有高糖分的調味料，必須留意。一大匙的番茄醬或醬汁，就有約二十大卡的熱量，而且兩者都很容易一不小心就加太多，所以經常在不知不覺中多攝取了大約一百大卡的熱量。**與其減少白飯的量，或是偶爾忍耐不吃零食，還不如多注意每天使用的調味料，才能沒有負擔地減重。**

而我觀察了許多人家的冰箱之後，最常做出的指示，就是請委託人減少烏斯特醬（Worcestershire sauce）、大阪燒醬、豬排醬等各種醬汁的數量。就算買了好幾種醬汁，假如沒有全部用光，就會有氧化之虞；而倘若用量真的大到足以把這些醬汁用完，那麼別說變瘦了，反而一定會變胖。**因此請控制醬汁的種類，最多只能有兩種。**

◎「專用調味料」是肥胖的根源

燒肉沾醬和牛排醬、壽喜燒的醬汁等專用調味料，也都含有許多糖分和油分，同樣必須注意。

這些調味料一大匙爲二十大卡左右，如果只是用肉去沾著吃，並不會吃下太多熱量，然而**若使用燒肉沾醬或生薑燒的醬汁來炒菜的話，就必須特別注意!!**

各位是不是經常沒多想，在菜裡淋上一圈、兩圈……完全沒有計算分量，就加下去了呢？

其實**燒肉沾醬等調味料，一瓶大約有超過五百大卡的熱量，但如果只加一點，味道實在太淡，因此很多人炒一次菜就用掉半瓶左右**。

與其如此，還不如直接使用更健康的生薑、蒜頭等辛香料，或是柚子醋。這些調味料只需要加入少許，就能使食物更美味，同時也不會攝取過多的熱量。

◎咖哩是「變胖三重奏」

各位知道**咖哩塊本身的熱量就很高**嗎？咖哩塊的原料是麵粉和油，顯而易見地屬於「會變胖的調味料」。

再加上製作咖哩的料——胡蘿蔔、馬鈴薯和洋蔥，也都是含有許多醣類的蔬菜，非常容易變胖；最後再加上白飯，就成了可稱之為「肥胖三重奏」的料理。

因爲咖哩會變成「胖×胖×胖」的組合，所以如果不特別注意的話，一定很快就會變胖。

話雖如此，我們偶爾還是會想吃咖哩對吧？這種時候，請避免使用咖哩塊，而改用健康的咖哩粉。可以在肉上撒點咖哩粉再拿去烤，或是在炒青菜時用咖哩粉來調味，光是這樣，就可以獲得滿足。

在製作咖哩的時候，也可以減少咖哩塊的分量，多放一點番茄。只需多花一點巧思，就能做出更美味且更健康的餐點。

重要的是，使用會變胖的調味料時，必須注意跟這些調味料搭配的料理和食材。各位可以用冷藏室④的大豆製品、蒟蒻或是蔬菜來搭配這些調味料，花點心思打造出「會變胖的調味料×不會變胖的食物」這樣的組合。

美乃滋可以不要和炸雞塊一起吃，而是和蔬菜棒一起吃；食用蒟蒻等低卡的食物時，也可以搭配燒肉沾醬來吃。

◎沙拉醬會把生菜沙拉變成多油料理

沙拉醬類所含的油分很多，所以也是不希望各位使用的食品。生菜沙拉淋上了沙拉醬之後，健康的蔬菜就會沾滿了油，成爲一道多油的料理。

沙拉醬的種類很多，有些家庭習慣買大瓶裝的沙拉醬，但沙拉醬其實是「會變胖的調味料」。此外，要是沒用完，沙拉醬就會氧化，對健康也不好。

希望各位可以下定決心，讓沙拉醬從冰箱裡消失。

如果是不含油的沙拉醬，就可以使用了嗎？其實我也不建議各位使用。因爲不含油的沙拉醬裡雖然沒有油分，但是爲了增添風味，通常會添加許多糖分和鹽分。

吃蔬菜的時候，請盡量不要使用沙拉醬，直接吃，或是淋上一點檸檬汁，便能吃得健康。如果無論如何都想使用沙拉醬的話，請不要邊吃邊淋，而是和蔬菜仔細地拌勻。這樣一來，沙拉醬的味道就會沾滿所有的菜，即使只淋上少許，也能感到滿足。

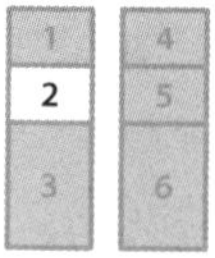

2區

犒賞品

存放在本區的食材

蛋糕和甜點等

◎把甜點放在冰箱門，就不會吃太多

這一區，我們可以用來當作放置「犒賞品」的區域。因爲這裡的位置非常小，**如果甜食放得下，就可以放著無妨。**

要求戒除所有甜食的減重方法，會造成精神上非常大的壓力，而且也不容易持之以恆，最後可能導致復胖，因此我認爲在這裡放一些給自己的「犒賞品」也無妨。

只是爲了趕快瘦下來，當然盡量不要去吃它比較好。正因如此，我才會建議各位把甜點放在最不顯眼、隔間又比較小的這個區域。

我認爲「健康的飲食：犒賞＝8：2」，因此大約是每三天可以吃一次「犒賞品」。

◎讓人變胖的「最強組合」是什麼?

甜點和蛋糕等甜食之所以會讓人變胖，就是因爲它們除了含有大量糖分之外，還有許多脂肪。

糖分＋脂肪的這個組合，是讓人變胖的最強組合。我們平常無法大量地吃下單純的脂肪，可是當糖分和脂肪組合在一起的時候，就可以一次吃下很多。據說這是因爲脂肪的存在感被糖分隱藏起來，使我們的大腦變得難以辨識脂肪的關係。

此外，糖分＋脂肪的組合，是大腦覺得最美味的「幸福滋味」。一旦大腦記住了這種「幸福滋味」，就會像毒品成癮一樣，動不動就想尋求這個味道。

我們雖然不會一次吃下大量的砂糖，卻能吃下很多蛋糕，這就是因爲蛋糕是糖分＋脂肪所構成的食物。

爲了避免甜食成癮，請盡量減少放在冰箱裡的甜點和蛋糕。請要求自己遵守「只要是這一區放不下的甜點，就不要買」的規定。

有一位直接接受「瘦身冰箱」指導的委託人，則是將起司放在這一區。正如前述，起司含有許多脂肪，食用過量也會變胖。

這一位委託人經常把起司當作零食吃，所以他故意將起司放到「犒賞品」區，藉此限制自己。

像這樣，假如自己喜歡的食物當中，有一些容易變胖的東西，就可以善加利用這個小隔間，做出物理性的限制，規定自己「只能吃放在這裡的東西」，也不失爲一個好方法。

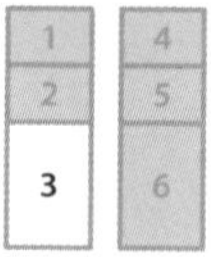

3區

容易變胖的飲料

存放在本區的食材

果汁類

◎喝了就會變胖的東西，要放在不顯眼的地方

冰箱門裡最常放的，就是甜的碳酸飲料和果汁。**這些飲料不但糖分高，而且溶**

於液體中的糖分更是容易入口，讓人一不留神就攝取了大量的糖分，成為變胖的原因。

其實我非常不建議各位在冰箱裡放飲料，但若想把它當作犒賞品的話，請放在左側的第三層，也就是不顯眼的區域。

如果是現榨的純果汁，當然含有水果的營養素，可是濃縮還原的果汁，即使是「百分之百果汁」，也不敢保證究竟還剩下多少營養素。此外，有些果汁裡還添加了香料等添加物，因此請盡量選購非濃縮還原的純果汁。

感覺上很健康的蔬菜汁，也必須注意。**蔬菜汁裡所含的糖分其實比想像中還要多，要是用喝蔬菜汁來取代吃蔬菜，也會變胖。**

在1區「容易變胖的調味料」中，如果因爲容器太高而無法放在1區，就放在這一區。無論如何，屬於「會變胖的東西」，也就是不希望使用的東西，都集中在這裡。

這些飲料、調味料中，如果有開過、喝了一半的，請放在靠外側處，以便取出。每一個月請至少檢查一次，把沒在用或放太久的東西丟掉。

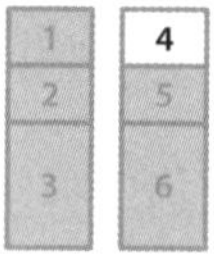

4區

不容易變胖的調味料

存放在本區的食材

芥末、辣椒、醬油、TABASCO、辣油、魚露、檸檬汁

◎不可以把調味料橫放的原因

這裡放的是平常使用的調味料中比較不容易變胖的，例如芥末、辣椒、辣油、檸檬汁等等。如果有其他常用的調味料，如TABASCO或魚露等等，也請放在這一區。

雖然這一區也不顯眼，但是頻繁使用的調味料就算找不到，也一定會把它找出來，所以不會有放到壞掉的情形。只不過，**假如把容器橫著放，就真的完全看不見了。這樣一來，調味料就會過期，或是重複買很多瓶，對健康和開銷都不好。請務**

必將調味料直立著擺放。

冰箱門最上層很容易堆積許多生魚片或壽司附的小包芥末和醬油。不過，我們往往沒什麼機會使用這些調味料，使得它們黏在底部，弄髒冰箱。

請把會用到的東西集中放在一個透明盒子裡，不要亂放，其他的東西就狠心丟掉吧。

我推薦的調味料，是TABASCO、豆瓣醬、魚露、莎莎醬等亞洲風味的調味料。這些調味料都只需要一點點，就能帶來滿足感，因此可以取代「會變胖的調味料」少量使用，製作健康又滿足的料理。

而檸檬汁是可以取代鹽的優異食品。不用加鹽就能提味，對健康非常好。此外，酸味可以預防暴飲暴食，所以也有減重效果，希望各位多多使用。

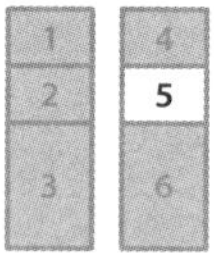

5區

麵包抹醬

存放在本區的食材

果醬、巧克力醬、花生醬

◎把果醬放在冰箱門

這一區和冷藏室的6「早餐組合」區很近。冷藏室的早餐組合主要是日式料理。考慮到瘦身和健康，早餐我絕對只推薦日式料理，因爲相較於日式早餐中搭配白飯的佃煮、醬菜、梅乾等，塗在麵包上的抹醬糖分和脂肪都比較高。

之所以把這一區設在冰箱門的小隔間，是因爲**塗抹在麵包上的奶油、果醬等，其實是比較接近犒賞品的食物**。我們平常只會注意麵包的熱量，但其實我更希望各位注意的是塗在麵包上的奶油、果醬和蜂蜜。

話雖如此，相信還是有些人早餐想吃麵包吧。**與其晚上吃甜食，倒不如在早餐**

吃一點甜的，用一整天的活動來消耗熱量，對減重比較有幫助。因此，我們可以在這裡放一些早餐時塗在麵包上的抹醬。

◎恐怖！不知不覺中早餐攝取了高熱量!?

例如，奶油一大匙就有約九十大卡的熱量，蜂蜜則是約六十大卡。如果在麵包上塗滿奶油，再淋上蜂蜜，光是這樣就超過四百大卡了。

順帶一提，一大匙奶油和一顆雞蛋相比，奶油的熱量比較高。當然體重並不會只因爲攝取熱量而增加，但我希望各位知道雞蛋的營養價值比較高，也比較有滿足感。

相信各位都很清楚甜麵包（譯註：如菠蘿麵包、紅豆麵包等像甜點的麵包）的熱量非常高，但是假如沒有意識到塗在麵包上的抹醬，熱量馬上就會變得像甜麵包一樣高。這樣一來，就等於自己在家裡製作甜麵包了。

另外可以塗在麵包上的，還有花生醬、巧克力醬、果醬等。這些抹醬的糖分都非常多，屬於高熱量食品。

我曾經在指導「瘦身冰箱」時，在某一個家庭看見他們從冰箱裡拿出六罐果醬。倘若把那些果醬全部吃光，糖分的量將會相當驚人。

假如為了瘦身一直努力忍耐著不吃蛋糕，可是卻從麵包的抹醬攝取了大量的糖分，這些努力就會化為泡影。比起忍耐，更重要的是改變「冰箱」。只要把冰箱裡的糖分減到最少，就可以輕鬆地減重。

請各位把搭配麵包的食材，換成雞蛋、火腿、生菜、番茄吧。**一直以來都吃甜麵包當早餐的人，可以先試著每星期將一天改為三明治日，用麵包夾著蔬菜和肉吃，補充均衡的營養。**

麵包本身也是醣類，屬於容易變胖的食品。建議各位放在麵包上的東西必須盡量選擇不會變胖的食物，或者是減少使用的量，注意不要變成「胖×胖」的組合。

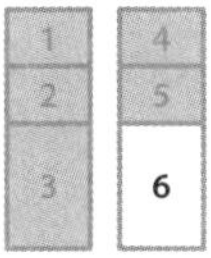

6區

不會變胖的調味料和飲料

存放在本區的食材

容器比較高的調味料、不會變胖的飲料

◎把有助瘦身的東西放在顯眼的地方

這一區要放的是容器比較高的東西。這個位置很容易取出又很顯眼，所以請將不會變胖的飲料和有助瘦身的調味料放在這裡，多多使用。

「不會變胖的飲料」當中，如果有喝了一半的水或茶，請放在這裡。因爲開封之後，就希望可以盡快喝完。此外，豆漿或是百分之百純果汁等對健康有益又不會變胖的飲料，也要集中放在這裡。

所謂「有助瘦身的調味料」，就是原料本身很健康，而與它搭配的料理也都是不會變胖且比較健康的食物。

最具代表性的就是醋和柚子醋。**食物淋上醋之後，可以防止食用過量，不只對減重有幫助，醋還能促進唾液分泌，幫助消化。此外，還能夠抑制血糖上升，降低血中膽固醇和中性脂肪，促進醣類代謝，恢復疲勞，非常有益健康**。

鹽麴也是只加入少量就能提味，同時又能帶來滿足感的調味料，非常值得推薦。請用鹽麴取代鹽來使用。鹽麴含有豐富的維他命B群，一般認為對消除便祕也很有效。只不過，萬一使用太多，鹽分的攝取量就會過高，因此可以用一小匙來醃漬食材，或是塗上薄薄一層使用。

魚露等亞洲風味的調味料以及辛辣的調味料，也只需要少量就能讓料理的味道更富層次，是一種很方便的食品。爲了讓這些經常與蔬菜搭配使用的調味料更醒目，請放在這一區。只要多吃蔬菜，就能降低變胖的風險。

另外，一般人雖然不常拿來當作調味料，不過我希望各位能多多使用的就是——橄欖油和鯷魚。這兩種食品本身原料的營養價値就很高，熱量又低，用來調味非常方便。建議各位**吃生菜沙拉時，可以使用橄欖油和鯷魚來取代會變胖的沙拉醬**。

◎「昆布高湯」最適合減重的原因

這一區一定要常備的，就是昆布高湯。昆布高湯的製作方法其實很簡單，只要在一般泡麥茶用的水壺裡裝入一公升的水，再把切成十公分×十公分的昆布浸泡在水中，放進冰箱冷藏即可。需要使用昆布高湯的時候，只要從水壺裡倒出來就好。

爲什麼我希望冰箱裡能夠常備著昆布高湯呢？那是因爲**想要帶出料理的甘甜味時，我不希望各位使用鹽或脂肪，而是使用昆布高湯**。

當我們想要從食物中獲得滿足感的時候，一般都會添加調味料來帶出甘甜的滋味，但是大多數的調味料，例如醬汁、番茄醬、奶油、起司、油類等，都是會變胖的食材。

假如養成用昆布高湯來帶出甘甜味的習慣，就會減少使用調味料的分量和頻率，口味也會慢慢變淡。

變胖的原因之一，就是因爲口味變重而食用過量。**如果用昆布高湯來帶出甘甜味，就會讓料理變得比較清淡，可以吃到食材本身的美味，於是漸漸懂得品嚐食物。**

這麼一來，**除了變瘦之外，還可以控制鹽分的攝取，讓身體變得更健康。**

自己製作的昆布高湯，請在三天之內用完。如果有剩下的昆布高湯，可以放進製冰器裡冷凍。需要的時候，只要使用冷凍的昆布高湯塊，就可以縮短烹調的時間。

瘦身冰箱門的
❸個重點

❶ 讓物品一目了然，避免放到過期。

❷ 利用空間狹小的冰箱門隔間，設置「犒賞品區」。

❸ 把有助瘦身的調味料擺在顯眼的地方。

Column

對冷藏室·冰箱門的建議

S小姐

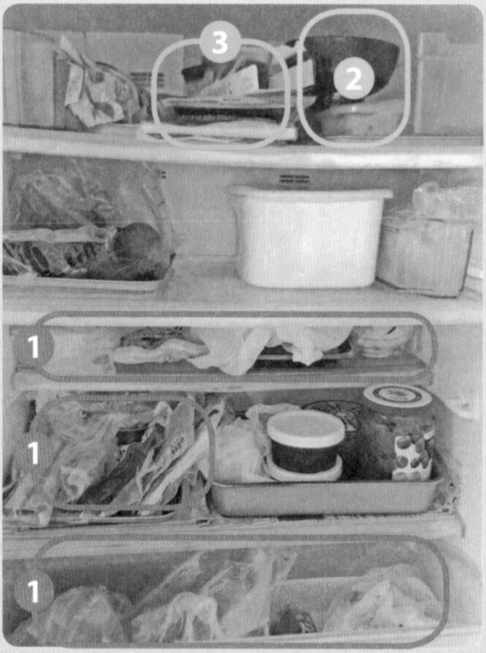

❶ 食材不要裝在塑膠袋裡!!

如果食材直接裝在塑膠袋裡，就很難掌握裡面裝了什麼，導致忘記吃。

❷ 剩菜要放在顯眼的地方！

剩菜放在第一層「不顯眼的區域」，所以很容易忘記。

❸ 要讓不會變胖的食材更顯眼！

希望可以多吃一點的海髮菜不應放在最上層，而應該放在更容易取出的地方。

S小姐

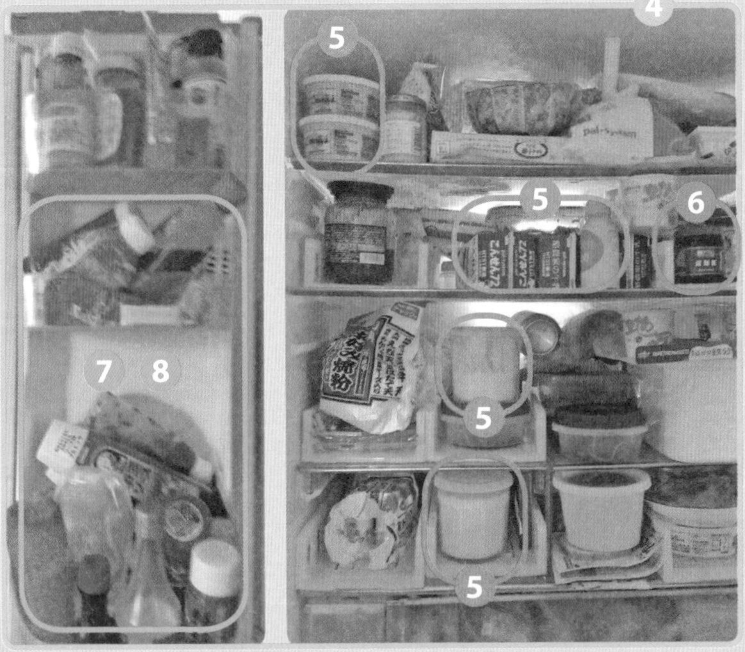

7 疊了太多！

要是層層堆疊地擺放，就很難掌握所有的物品，而且東西沒辦法冰透。

8 注意高熱量的調味料！

美乃滋、番茄醬、醬汁等高熱量的調味料過多。

4 塞太滿了！

整體來說太滿了，很難看清楚所有的東西，食材也有重複的情形。沒辦法把食物冰透，電費也會變高。

5 把同類的東西放在一起

粉類、乳製品、果醬等等，都應該集中在同一處，確實掌握。

6 調味料要放在冰箱門！

為了掌握最佳賞味期限和分量，請把調味料移動至冰箱門上。

K小姐

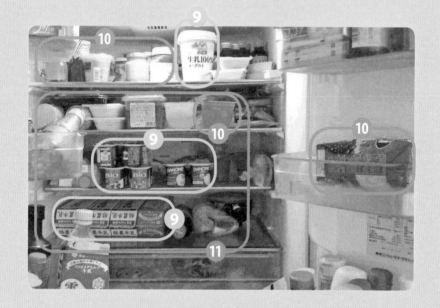

⑨ 減少囤積會變胖的食材

牛乳和優格等囤積太多了。乳製品請集中放在同一個地方，掌握自己吃下的量。

⑩ 減少甜食

果汁、果醬等又甜又容易變胖的東西太多，所以冷藏室不是營養室，而變成了甜點室。

⑪ 把「不會變胖的食物」放在顯眼的地方

第三～四層這些容易取出的地方塞著囤積的食材，實在太浪費了！請替換為立刻就能吃的東西。

E小姐

⑫塞太滿了！

冰箱塞得太滿，不但冰不透，又很難取出。

⑬囤積太多！

同樣種類的食品（如起司等）太多。食物放久了營養價值會降低，所以請分批少量購買。

⑭放一些「不會變胖的零食」！

立刻就能吃的甜點和起司太多，很容易變胖。請改放低卡又有營養的東西。

⑮不要買大瓶裝的東西

醬菜、鰹魚露等等的瓶子，尺寸都太大了。

⑯增加大豆製品

冰箱裡多放一點大豆製品，就容易變瘦。

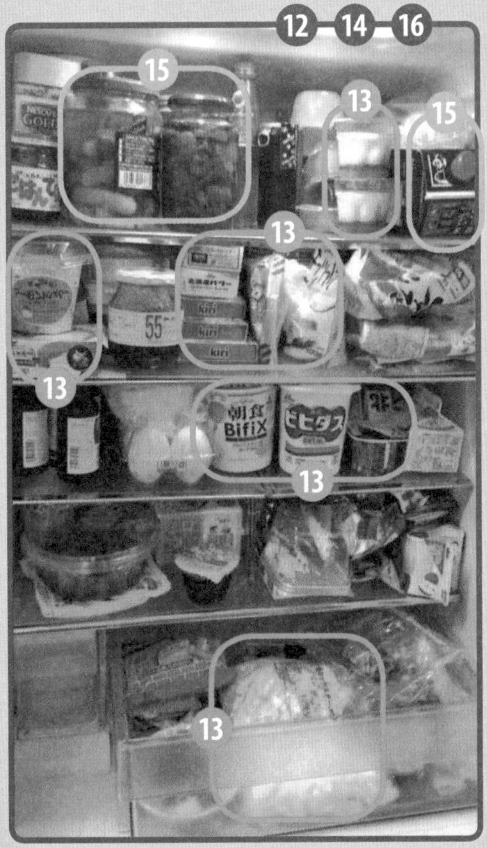

R小姐

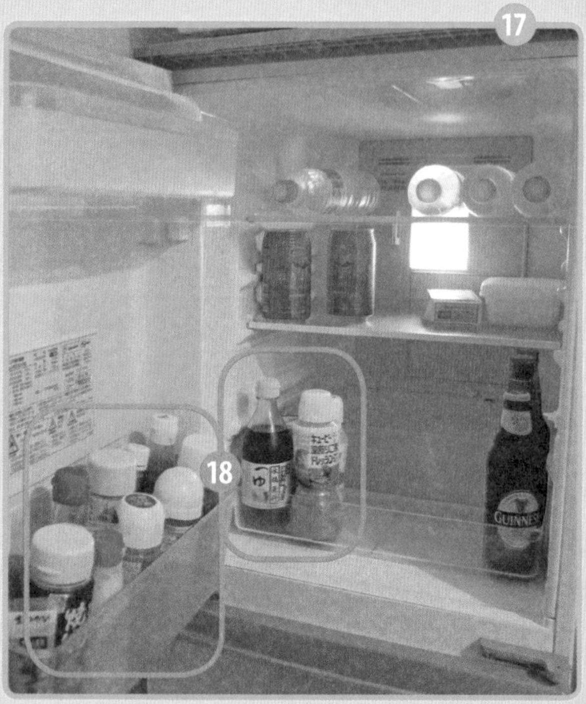

⑰ 太空了！

獨居的人經常出現的狀況，就是冰箱裡只放了「水、啤酒、調味料」。首先請將不需要烹煮的納豆、豆腐、海髮菜、番茄、嫩葉生菜等常備在冰箱，接著請製作可稱之為完全營養食品的雞蛋料理。

⑱ 注意容易變胖的調味料！

可以用柚子醋或是鹽麴來取代容易變胖的沙拉醬和美乃滋。

第4章

把蔬果室塞滿就不會變胖！

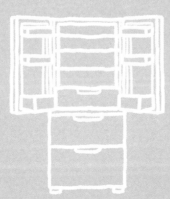

其實蔬果室是為了不要變胖的「重要區域」。
請用各種不同的蔬果塞滿這裡吧。

你家冰箱的蔬果室是不是空蕩蕩的？

許多瘦不下來的人都有一個共通點，那就是「蔬果室空空的」。

爲了讓減重成功，大量地食用蔬菜也是相當重要的。

蔬菜中富含的維他命和礦物質可以扮演潤滑劑的角色，幫助人體中最重要的三大營養素——醣類、蛋白質和脂質順利代謝。

一旦缺乏蔬菜裡所含的維他命及礦物質，體內的酵素與荷爾蒙便無法發揮正常的功能，使得血液或體液的平衡失調，也會影響骨骼和組織的形成。這麼一來，代謝就會變差，累積的糖分和脂肪也比較容易變成體脂肪。

此外，**蔬菜裡富含的食物纖維，也有將老廢物質排出體外的功能**。如果蔬菜攝取不足，代謝就會變差，排便量也會減少。**如果攝取了足夠的食物纖維，便能減緩糖分的吸收速度，使得脂肪不容易囤積。**

換言之，蔬菜可以說是減重時絕對不可或缺的食物。所以我們可以**把冰箱的蔬果室當作一個「瘦身專用空間」**。如果這個空間空空如也，就表示能讓人變瘦的食物太少了，當然瘦不下來。

為了減重，我們必須在這個「瘦身專用空間」，也就是蔬果室裡放進滿滿的蔬菜。

蔬菜的建議攝取量是一天三百五十公克。三百五十公克的量，大約是用雙手捧起來的量。各位每天有沒有吃到這麼多蔬菜呢？

請讓蔬果室隨時保持滿滿的狀態，準備各式各樣的蔬菜，每天都吃到用雙手捧起來的分量。

只要看蔬果室，就能知道變胖的原因

我在看過了許多人家的冰箱之後，印象最深刻的，就是有許多家庭把蔬菜以外的東西也放在蔬果室裡。

比方說，有些家庭會把白米或是兩公升裝的寶特瓶、紅酒等放在蔬果室，有些家庭會把大瓶裝的沙拉醬或米糠味噌放在這裡。

的確，如果想把五公斤的白米放進冰箱，大概也只有蔬果室有足夠的空間了吧。寶特瓶裝的飲料如果囤積太多，冷藏室也放不下，只好放進蔬果室。

我發現各位的冰箱都有一種傾向——糖分和脂肪含量較高的「會變胖的東西」總是從上面的冷藏室滿出來，結果只好移動到蔬果室裡去。

然而蔬果室是「瘦身專用空間」。本來應該放置蔬菜的空間，現在卻沒有蔬菜的容身之處，反而放置了會變胖的白米、飲料、調味料等等。

會變胖的東西佔領了瘦身專用的蔬果室，這就是怎麼也瘦不下來的原因。

分成七區

蔬果室可以分成七個區域。

我們將蔬果室分成二層，上層是可以拉出來的抽屜托盤，下層是主空間。一打開蔬果室就映入眼簾的抽屜托盤可以分成三區，下層則分成四區，總共有七個區域。

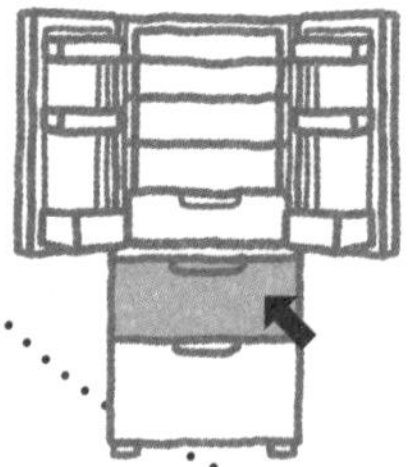

有助瘦身的蔬果室擺設方式

＊彩色版在209頁

▼抽屜托盤

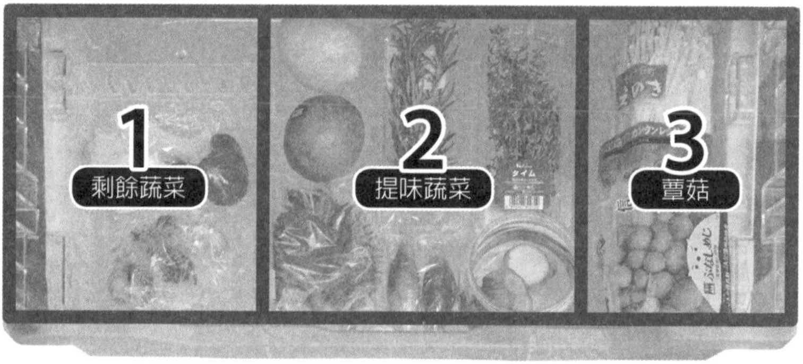
1 剩餘蔬菜
2 提味蔬菜
3 蕈菇

▼主空間

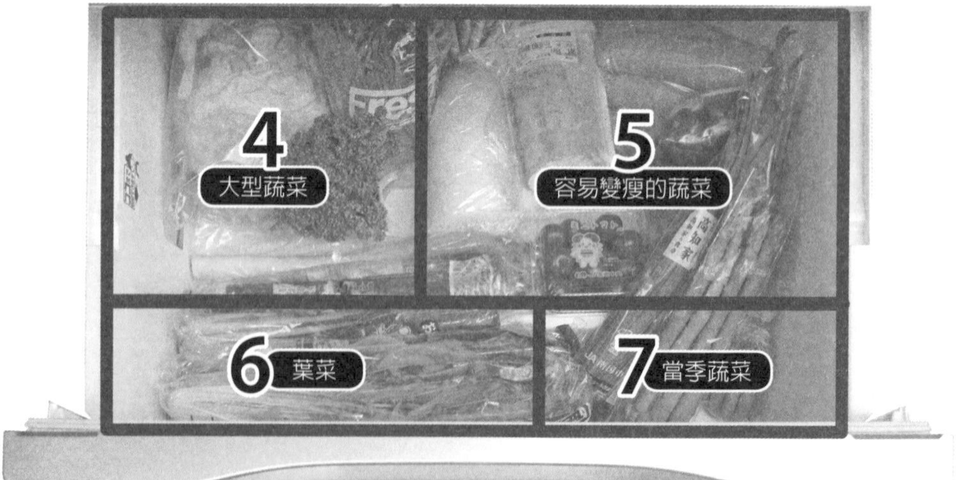
4 大型蔬菜
5 容易變瘦的蔬菜
6 葉菜
7 當季蔬菜

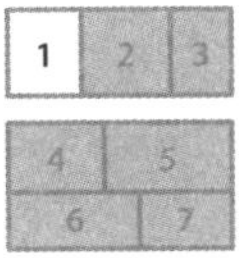

1區

剩餘蔬菜

存放在本區的食材

剩餘蔬菜

◎用剩餘蔬菜＋保存期限將至的調味料來設計菜單

抽屜托盤部分是打開蔬果室時最先映入眼簾的地方。我會在抽屜托盤的左側，也就是1區放置裝在盒子裡的「用剩的蔬菜」。

剩餘蔬菜，我希望在營養價值降低之前趕快吃完，所以會集中放在最容易看見的地方。如果分開放在不同的地方，就有可能忘記拿出來吃，因此請放進透明的盒子裡，讓自己能夠一眼就掌握還剩下什麼東西。用盒子裝同時也可以防止找不到，十分方便。

在思考菜單的時候，我習慣先看放在蔬果室的這個盒子。先掌握必須趕快用掉的蔬菜，接著再看看冷藏室的9「保存期限將至的東西」區，再搭配上冷藏室的4

「不會變胖的食材」或10「肉・海鮮類」來規劃菜色。

例如，假設蔬果室的1「剩餘蔬菜」區有幾條秋葵，冷藏室的9「保存期限將至的東西」區則有保存期限快到的蠔油，我就會用這兩樣食材加上4「不會變胖的食材」區的油豆腐，做出蠔油炒秋葵油豆腐。

最後再從4區拿出魩仔魚撒在上面，就完成了一道營養豐富又不會變胖，同時避免浪費食材的佳餚。

用「瘦身冰箱」規劃菜色的順序如下：

檢查蔬果室1「剩餘蔬菜」區

↓

檢查冷藏室9「保存期限將至的東西」區

↓

檢查冷藏室4「不會變胖的食材」區，或冷藏室10「肉・海鮮類」區只要養成依照這個順序檢查食材，再規劃菜色的習慣，冰箱裡的食材就會不斷替換。

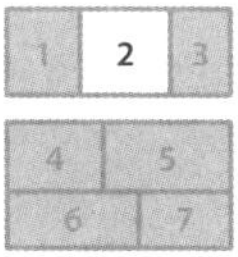

2區

提味蔬菜

存放在本區的食材

生薑、紫蘇葉、蘘荷（譯註：又稱茗荷）、香草類、檸檬

◎只要使用提味蔬菜就能輕鬆變瘦

托盤的正中央，請務必放入生薑、紫蘇葉、蘘荷等提味蔬菜，以及香草類與檸檬。這些都是調味的東西，希望各位多多使用。

尤其更**希望各位能夠積極使用檸檬**。無論是西式或日式，大部分的料理都很適合檸檬汁。用檸檬汁來調味，就可以減少使用番茄醬、美乃滋、醬汁等會變胖的調味料的頻率。

例如在脂肪較多的燒肉上，淋上含有高糖分和高油分的燒肉沾醬，就會變成

「胖×胖」的組合。但如果是燒肉＋檸檬汁，柑橘類的清香就能夠防止吃太多肉，同時又能幫助消化。

此外，因爲檸檬含有大量的維他命C，可以有效地補充維他命。**我把檸檬視為VIP食材，一定會放在抽屜托盤的正中央**。

除了檸檬之外，當季的柑橘類，如酢橘、臭橙等，也可以放在這裡。這些食材的酸味都能讓料理變得更美味，希望各位務必善加利用。

生薑、蘘荷、紫蘇葉等提味蔬菜，也是應該常備的蔬菜。這些都可以取代高糖分、高油分的調味料，用來調味，同時也能促進消化，有益健康。

香草類也是富有變化的調味料之一，請務必常備。香草不但能讓料理變得更美味，也能促進消化。如果提味蔬菜或香草類沒用完，可以把它們切碎後冷凍，需要的時候再拿出適量使用即可，相當方便。

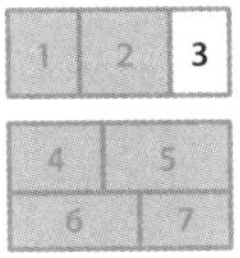

3區

蕈菇

存放在本區的食材

鴻喜菇、金針菇、舞菇、蘑菇、香菇當中選兩種以上

◎蕈菇是減重良伴

托盤的最右側，要放的是蕈菇類。**蕈菇類和檸檬一樣，也是VIP待遇的蔬菜。因為蕈菇類的熱量很低，又含有豐富的食物纖維，不管吃多少都不會變胖。**

請各位至少準備兩種以上的蕈菇，每天都使用它。我會把鴻喜菇、金針菇、舞菇、蘑菇、香菇等數種蕈菇切成適當的大小，攪拌均勻，做成「**綜合蕈菇**」冷凍保存。

不管是炒青菜、煮火鍋、當作味噌湯的料、煮什錦飯等，都可以使用，極為方便。

此外，我也建議各位在這裡放一些乾香菇、蘿蔔乾、木耳等等。這些都是乾貨，本來應該存放在常溫下即可，可是如果把這些乾貨放在櫃子或抽屜裡，過了一段時間常常會忘記，放到壞掉。

乾貨的熱量很低，又富含食物纖維，營養價值很高，若將它放在蔬果室裡最顯眼的抽屜托盤，就可以輕鬆地加入料理中。

如果要存放在常溫下，請務必放在每天都會打開看的地方，例如和筷子、碗一起放在抽屜裡，想辦法讓自己不要忘了它。

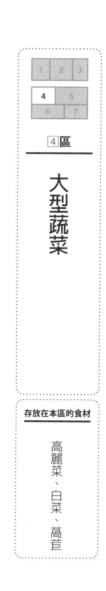

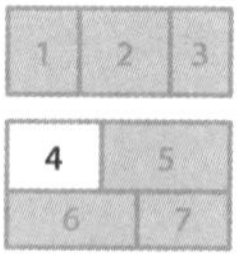

4區

大型蔬菜

存放在本區的食材

高麗菜、白菜、萵苣

◎冰箱裡一定要放高麗菜或白菜

在蔬果室裡最占空間的，就是高麗菜、白菜、萵苣等又圓又大的蔬菜。這些蔬菜又大又顯眼，所以放在蔬果室的左邊內側。**高麗菜、白菜含有豐富的食物纖維，**

又有嚼勁，請務必擇一常備在蔬果室裡。

萵苣是維他命、礦物質的來源。只要用手剝下來就能吃，也是它吸引人的地方，想要多加一道蔬菜的時候非常方便。

大型蔬菜的分量很多，無法一次吃完，如果不固定放在一個位置，就會在蔬果室裡滾來滾去，很占空間。請把大型蔬菜固定在左邊內側，需要的時候再拿出來使用吧。

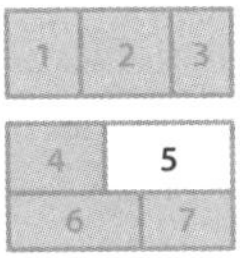

5區

容易變瘦的蔬菜

存放在本區的食材

白蘿蔔、蔥、番茄、胡蘿蔔、牛蒡

◎讓容易變瘦的蔬菜成為「固定班底」

蔬果室裡的「固定班底」，就是「容易變瘦的蔬菜」。雖然有些蔬菜含有糖分，但是營養豐富又具有口感的蔬菜，或是在肚子有點餓的時候可以止飢的蔬菜，都應該列爲「固定班底」。

可以稱為「有助瘦身的蔬果室」常客的「固定班底」蔬菜，包括白蘿蔔、蔥、番茄、胡蘿蔔以及牛蒡。這些都是在料理中頻繁登場的蔬菜，就算放在蔬果室最內側的這個區域，也不會忘記。

首先是白蘿蔔，它是一種醣類含量很低的優等生蔬菜。白蘿蔔含有一種名爲澱粉酶的酵素，能夠促進消化；另外還有一種名爲異硫氰酸酯的成分，可以幫助脂肪燃燒，具有抗氧化的功效。

白蘿蔔簡直就是爲了瘦身而存在的蔬菜，因此請全年都讓它常備在蔬果室裡，不要中斷。

蔥屬於提味蔬菜的一種，但因爲體積較大，所以固定放在這個位置。蔥和其他的提味蔬菜一樣，能夠促進消化，幫助代謝，因此請讓它成爲固定班底。蔥可以使用在各種料理中。

◎補足五色五味的寶物——番茄

番茄或小番茄放在料理中，不但能讓料理的色彩變得鮮豔，更能夠提升營養價值。**小番茄只需要放在料理上面，大番茄則只要切開就可以使用，輕輕鬆鬆就能攝取蔬菜，因此我非常推薦**。

一般認爲，飲食中如果能湊齊**五色五味**（紅、白、黃、綠、黑五種顏色，以及甜、辣、酸、苦、鹹五種味道），就能夠獲得均衡的營養。番茄就是最適合補充紅色的蔬菜。

肚子餓的時候可以先吃小番茄，甜味在嘴巴裡散開，便能止飢；而想帶出料理的甘甜時，也可以使用番茄來取代奶油或乳製品等脂肪含量多的東西，比較健康。

胡蘿蔔也是屬於「固定班底」的蔬菜之一。由於胡蘿蔔含有較多醣類，其實應該歸類於「會變胖的蔬菜」，但它同時也是含有β-胡蘿蔔素的珍貴蔬菜。除了胡蘿蔔之外，幾乎無法從其他蔬菜攝取到β-胡蘿蔔素，因此站在健康的觀點，請務必讓它成爲蔬果室裡的「固定班底」。

牛蒡也是蔬果室的「固定班底」。牛蒡含有大量的食物纖維，又有嚼勁，同時也能帶來飽足感。

如果蔬果室還有多餘空間，可以在這一區加入**青椒**。青椒的價格便宜，又能夠廣泛應用在各種料理中，所以我也將它視為「基本蔬菜」。

◎小心「會變胖的蔬菜」

馬鈴薯印象中雖然像是「基本蔬菜」，但由於它含有許多醣類，所以我將它排除在固定班底之外。

蔬菜基本上都是「會變瘦的東西」，但或許大家都有一個盲點，**其實蔬菜中也有「會變胖的蔬菜」**。

所謂「會變胖的蔬菜」，就是糖分含量較高的蔬菜。具體而言，包括馬鈴薯、番薯、芋頭等根莖類，以及南瓜、胡蘿蔔、玉米、洋蔥等。

這些都和白米一樣，含有大量的醣類，因此與其說是蔬菜，其實更應該歸類為醣類才對。尤其是根莖類與南瓜所含的醣類非常多，可以取代白飯或麵包來當作主食，而番薯則可以在肚子餓的時候取代甜點。

因此，**我會把根莖類、南瓜、洋蔥、玉米放在外面，將蔬果室的空間騰出來，**

多放一些會變瘦的蔬菜。

喜歡吃根莖類的人，我推薦日本山藥。日本山藥是唯一可以生吃的根莖類，調理也非常簡單。只要切一切，沾一點芥末醬油，就是一道出色的料理；我肚子餓的時候，也會把它當作點心來吃。

山藥中富含的黏稠物質——黏液素，能調整腸胃，促進代謝，因此可以視為會變瘦的蔬菜。例如可以用山藥和風沙拉來取代馬鈴薯沙拉，請務必一試。

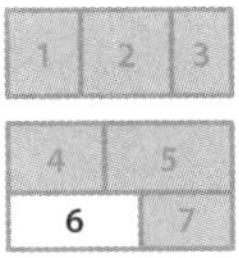

6區

葉菜

存放在本區的食材

菠菜、小松菜、日本水菜、山茼蒿、青江菜、埃及國王菜、巴西里當中選兩種

◎葉菜就是變瘦的原因

我看過許多家庭的冰箱之後，發現到一個共通點，就是大家冰箱裡的葉菜類很少。葉菜類比較容易腐壞，很容易放到爛，所以大家都不太喜歡買。

可是**為了「變瘦」，我們必須多吃含有豐富維他命的葉菜類**。

因此，我們要在蔬果室最顯眼的地方替葉菜打造一個固定的位置。請讓葉菜經常出現在餐桌，並且頻繁更換種類。

如果眞的吃不完，或是一開始就覺得分量太多，一定會剩下的話，我建議各位把菜冷凍起來。

菠菜、小松菜等葉菜汆燙過後，把水分瀝乾，用保鮮膜包起來，放進夾鏈袋裡，就可以冷凍保存。

尤其是**菠菜，更是蔬果室裡應該常備的蔬菜**。**菠菜含有豐富的鉀，可以幫助鹽分排出體外，防止水腫，多吃就能變瘦**。

另外**含有豐富維他命B群的巴西里，也是「會變瘦的蔬菜」**。巴西里雖然也可歸類爲香草類，但它的營養價値非常高，希望大家可以多吃，所以把它放在這裡。

如果一次用不完一束，買回來當天就可以直接冷凍，每次拿出需要的量即可。

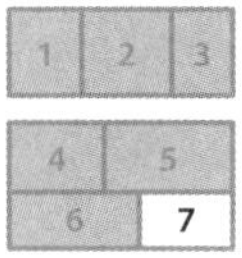

7區

當季蔬果

存放在本區的食材

當季蔬菜

◎當季蔬菜要放在最前面

這一區應該放的是最重視新鮮度的當季蔬菜。蔬菜在當季的時候最美味，營養價值也最高，必須趁新鮮吃，所以放在最外側、最顯眼的位置。

另外，這一區裡請放兩種水果即可。

不可以在冰箱裡放太多水果

蔬果室裡面爲什麼沒有放水果的地方呢？——可能各位會對此感到疑惑。這是因爲水果是一種高糖分的食物，而且水果裡富含的是最容易形成體脂肪的果糖。

如果要遵循「把糖分從冰箱裡拿出來」的規則，水果當然必須離開冰箱。而且大部分的水果放在室溫下比較快熟，更加美味。因此在意識到「變瘦」的前提下，我把水果視爲糖分，不放在冰箱裡。

不過，切片水果很容易壞掉，可以放在冷藏室的[7]「隨時能吃又不會變胖的東西」區，或是冰箱門的[2]「犒賞品」區，在營養價值變低之前盡快食用。

爲什麼這裡只要放兩種水果呢？這是因爲日本所提出的「飲食均衡指南」建議一天應該吃兩種水果的關係。

和蔬菜一樣，水果裡也含有豐富的維他命、礦物質和食物纖維，能夠扮演潤滑劑的角色，促進身體機能。每種水果都含有對身體有益的各種酵素。

所以，雖然水果是應該每天吃的食物，但是一旦食用過量，又會因爲果糖攝取過量而變胖，所以我限制一天只吃兩種以內的水果。而且在這兩種當中，如果一種是甜的水果，另一種則可選擇口味偏酸的，便可以預防果糖攝取過量。

比方說，假如一種是比較甜的葡萄、蘋果、哈密瓜，那麼另外一種就可以選擇較酸的葡萄柚或奇異果。

像這樣先限定水果的種類和數量，再放進蔬果室裡，就可以避免吃太多水果。

另外，水果當中果糖較少的「優等生」，就可以放進蔬果室裡。**「優等生」水果就是酪梨**。在水果當中，酪梨的糖分含量少，又富含優質的植物性脂肪，更含有能夠幫助體內脂肪燃燒的維他命B群，以及幫助鹽分排出的鉀，是一種非常健康的水果。

雖然酪梨的脂肪很多，但是跟屬於動物性脂肪的奶油比起來，它是一種對健康很好的油，同時又能夠幫助燃燒脂肪，因此可以代替奶油使用。

我會在蔬果室裡放酪梨，當想吃油膩的東西時，就可以選擇它。

瘦身蔬果室的
❸個重點

❶保持蔬果室滿滿的狀態。

❷不放入蔬菜以外的東西。

❸注意「會變胖的蔬菜」與「水果」。

第5章

擺脫「塞得滿滿的冷凍室」吧

冰箱裡囤積了最多東西的，就是冷凍室。
假如食物在這裡堆積了好幾個月，一定瘦不下來。

五年前的蔥還在冷凍室!?

在我進行冰箱指導的過程中，許多委託人最不想打開的，就是「冷凍室」。

我聽見許多人提出這樣的煩惱：「連我自己都不知道冷凍室裡有什麼東西。」「總之裡面塞滿了東西，雖然一直很想整理，卻始終提不起勁。」

我想對這些人說的是：**請不要再把冷凍室當作「囤積室」了**。

例如，有些東西明明不想吃卻又捨不得丟掉，或是因爲便宜所以買了一大堆，於是全都塞進冷凍室裡。然而這些東西卻一直沒有機會吃掉，結果就像地層一樣層層堆積，一放就是好幾年。

我看過一戶人家從冷凍室裡拿出五年前的蔥，還有一戶人家捨不得丟掉昂貴的食材，於是放在冷凍室裡好幾年。另外還有在保存期限到期的那一天，趕快把食材放進冷凍室的家庭。

但冷凍室並不是垃圾桶，也不該用來囤積在冷藏室或蔬果室放到快要壞掉的東西，更不該把剩下的東西、捨不得丟掉的東西囤積在這裡。

冷凍室是為了盡可能高度保存食品的營養價值與美味的場所。此外，冷凍室裡的食材，也可以補足冷藏室或蔬果室裡欠缺的食材。

食材必須趁新鮮、營養價值尚未降低的時候食用，這個原則無論在冷藏室、蔬果室、冷凍室都適用。請各位擺脫「結了霜、根本不知道是什麼的東西堆積如山」的「囤積」冷凍室，展開「將美味的食物在美味的狀態下冷凍，品嚐其美味」的飲食生活吧。

在這一章裡，我會解決各位對於冷凍室的煩惱，同時傳授各位一個祕訣，讓各位明白該怎麼擺設，就能把東西全部用完。

遇到「緊急狀況」時，請使用緊急存糧

冷凍室之所以會變成「囤積室」的另一個原因，就是「萬一發生緊急狀況，就

可以使用」。

許多人都會擔心「萬一沒時間去採買怎麼辦？」「萬一食材不夠怎麼辦？」「萬一發生緊急災害怎麼辦？」。

有一戶人家，家裡有三台冰箱。我詢問他們原因，主人說：「這是為了預防緊急災害發生。」根據主人的說法，假如發生災害，包括分給鄰居們的份在內，他們冰箱裡的食物可以撐好幾個星期。

這種做法固然值得敬佩，但是一旦發生災害，相信一定會停電，屆時冰箱可能就無法使用了。為了因應緊急狀況的儲備糧食，是不是存放在室溫下就好呢？例如罐頭、調理包、乾麵包等緊急存糧，請放在室溫下保管，不要和冰箱裡的東西混在一起。

冷凍室是為了使用食品而暫時存放的場所，並不是用來永遠囤積的場所，請各位改變既定的印象。

只要改成「直立收納」，就能讓冷凍室變得更好用

冷凍室裡一直留著食物的另一個原因，就是因爲無法一眼看出冷凍室裡放著什麼東西。

一般冰箱的冷凍室，都位在冰箱的最下方，因此打開的時候，就等於是從正上方俯瞰。如此一來，就沒有辦法一眼看見被壓在下方的東西，或是放在內側的東西。於是我們便無法掌握冷凍室裡到底放了什麼，造成存放太久的情形。

因此，我建議各位**在冷凍室裡盡量使用「直立收納」**。我家的冷凍室，食品也全都採用直立收納。

在冷凍自己製作的料理時，可以把料理裝進夾鏈袋，平放在托盤上再冷凍。這樣一來，結凍後就會呈現扁平狀，可以整齊地直立著收納。另外，解凍也比較快。

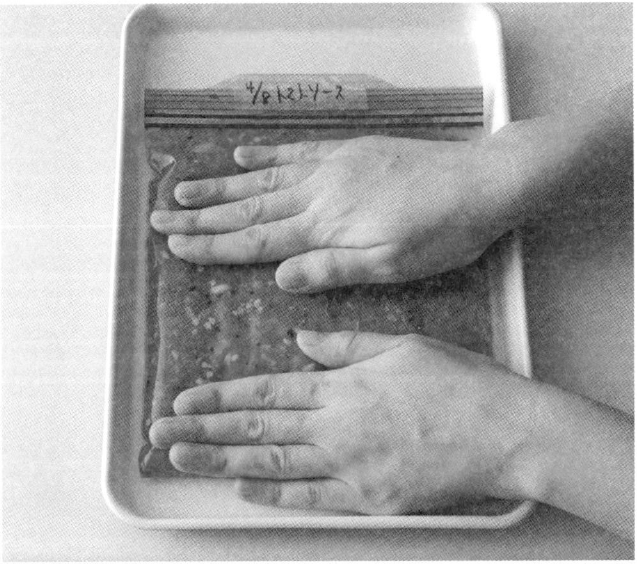
4/8 トマトソース

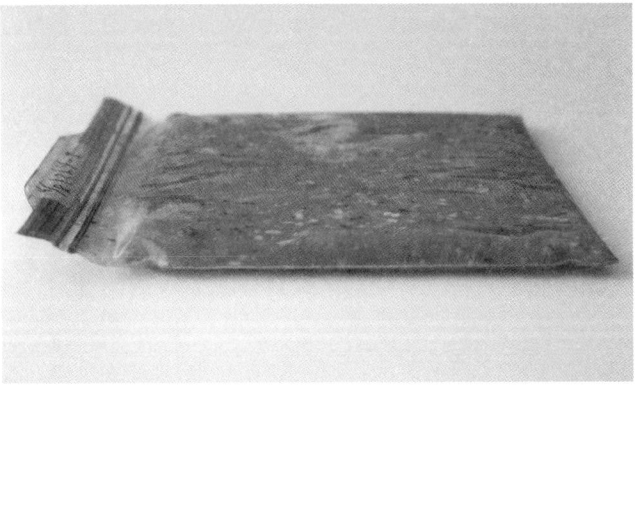

你家的冷凍室有沒有被保冷劑侵蝕？

許多家庭的冷凍室裡都有「保冷劑」。例如買蛋糕時附送的保冷劑，大家可能會認爲在下次帶便當或烤肉的時候派得上用場，所以先留下來。但是仔細算一算，有的家庭冷凍室裡竟然有二十個保冷劑，**占據了本應存放具有營養的食材的空間**。

保冷劑請盡量減少到五個左右，用完後再補充即可。

解決「搞不清楚冷凍室裡放了什麼」的問題

在直立收納的時候，爲了一眼就看清楚夾鏈袋的內容物爲何，請別忘了在夾鏈袋上方貼上紙膠帶，寫上食品名稱和冷凍日期。

也就是說，只要看見紙膠帶，就知道「這個食品要在什麼時候之前吃完」。爲此，**請將紙膠帶和筆附在冰箱門上**。

當我想吃冷凍室裡的東西時，我會一早就把冷凍食材放在冷藏室的9「保存期限將至的東西」區，等到傍晚回家的時候，食材已經退冰得差不多，立刻就能開始烹調。準備好食材，讓自己一回家就能馬上開伙，對於防止吃外食有著絕佳的效果。光是想到「都已經把漢堡肉拿出來退冰了，回家只要煎來吃就好」，就會讓人擁有想回家自己下廚的心情。

分成八區，加速食材的替換

冷凍室的分區格外重要。因爲冷凍室假如沒有好好按照分區整理，就會一直使用最靠外側的東西，而不去使用靠內側的東西或是被壓在下層的東西。

只要分好區，決定好固定位置，冷凍室裡的食材也能快速地替換。包括抽屜托盤的部分，我們一共將冷凍室分成八區。詳細的分區方式請見次頁。

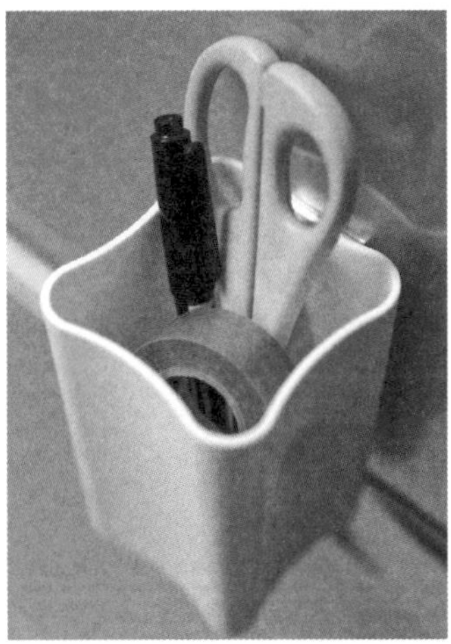

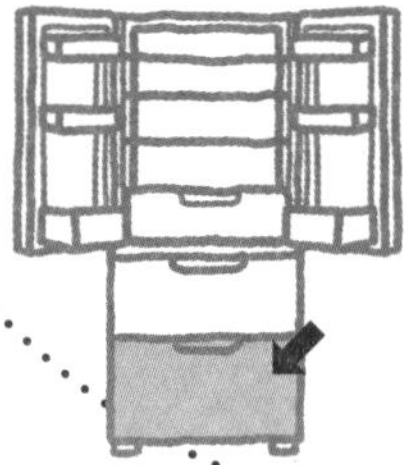

有助瘦身的冷凍室擺設方式

＊彩色版在208頁

▼抽屜托盤

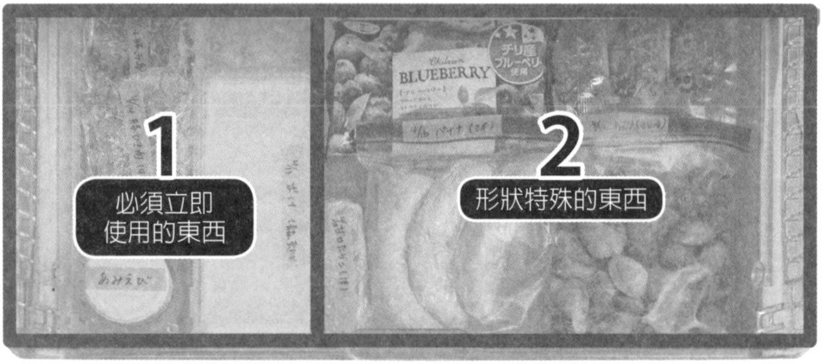

▼主要空間

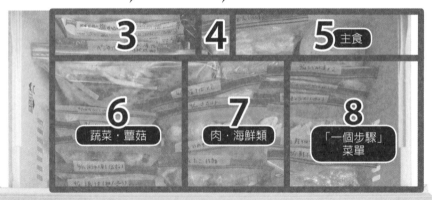

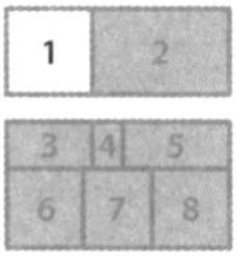

1區

必須立即使用的東西

存放在本區的食材

用剩的食材

◎只要打造VIP室，就再也不會忘記

抽屜托盤的左側是最顯眼的位置，所以就像蔬果室一樣，把必須立刻使用的東西放在這裡。例如用剩的生肉、用了一些的提味蔬菜、保存期限快到期的東西等，都放在這裡。

這些食材必須盡早使用，所以我會準備一個盒子，把這裡打造成「VIP室」。這個盒子會特別強調出「VIP感」，一種「必須立刻使用」的心情便會油然而生。

當然，使用的盒子必須是透明的。放在冰箱裡的容器，全部都必須是透明的。**倘若使用彩色的容器或是有顏色的夾鏈袋，就會看不見裡面的東西，導致沒有使用它**。請各位留意，即使將食材冷凍了，隨著時間經過，營養價值也會逐漸降低。

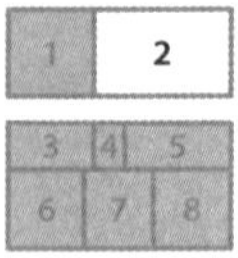

2區

形狀特殊的東西

存放在本區的食材

無法直立收納的東西

◎將無法直立的東西收在一起，以防找不到

冷凍室原則上會採用直立收納，但仍然有些食材太小，或是沒有辦法直立。這些形狀特別的東西，可以全部集中在托盤的右側，避免它們被其他食材埋沒。

例如鱈魚卵、水果，或是當作「心靈儲蓄」的冰淇淋，都可以放在這裡。把冰淇淋放在這裡的時候，請把冰淇淋從外盒中取出，掌握自己吃了多少，才不會不小心吃下太多。

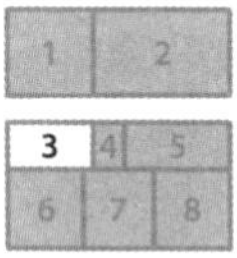

3區

市售的冷凍食品（配菜類）

存放在本區的食材

配菜類的冷凍食品

◎冷凍食品該買哪些？

每個家庭相信都會買市售的冷凍食品。冷凍食品只需要微波加熱就能吃，不論是當作配菜或是用來帶便當，都很方便。

但是市售的冷凍食品通常味道比較重，還有添加物的問題，因此「瘦身冰箱」不太推薦這種食材。

因此，我們要把冷凍食品放在比較難看見的最內側。另外，**用來當作配菜的冷凍食品，請盡量選擇以蔬菜製成的**。例如冷凍毛豆或使用蔬菜製成的熟食等。

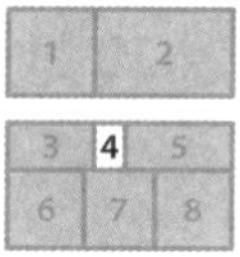

4區

市售的冷凍食品（麵飯類）

存放在本區的食材

主食類的冷凍食品

◎培根蛋奶和番茄義大利麵，哪個熱量比較低？

市售的冷凍食品中，尤以義大利麵、炒飯、披薩、肉包等主食最受歡迎。因爲這些食物可以立刻填飽肚子，在某些家庭，可說是小孩與先生在點心、宵夜時間不可或缺的良伴。然而這些麵飯類的冷凍食品，正是使人變胖的主要因素。

麵飯類食品含有大量的醣類，本身就是「會變胖的東西」。再加上許多食品在加工過程中使用了油，因此會變成「胖×胖」的組合，熱量非常高。由於希望盡量避免食用，所以把這些固定放在比3區更不顯眼的內側正中間。

如果可以的話，請盡量讓這一個區域維持稀疏的狀態，最終的目標則是希望將這裡清空。不過，說清空就清空想必不太容易，因此請至少讓3「配菜類冷凍食品」與本區的比例在一比一以下。

購買的時候，請盡量選擇蔬菜比較多的食品。以義大利麵爲例，與其買培根蛋奶義大利麵，還不如買蔬菜類的義大利麵；這樣的心思也是很重要的。

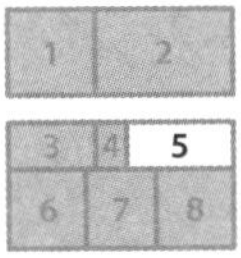

5區

主食

存放在本區的食材

稍少的白飯、一半的烏龍麵、切成小塊的麵包

◎將飯和烏龍麵分成少量冷凍

請將冷凍室的右手邊內側規劃爲存放醣類的位置。剩飯或是吃不完的麵包，都可以放在冷凍室裡。

當太累或忙得沒時間下廚時，只要有冷凍的白飯或麵包，就可以確保主食；接著只要加上納豆或生雞蛋，就可以當作一餐。爲了避免外食，建議各位把主食類的醣類食物冷凍起來。

不過這些食物都是醣類，也就是「會變胖的東西」，這點也請注意。為了避免食用過量，**我放進冷凍室的白飯都會比一餐的分量還要再少一些；烏龍麵也會把一團分成一半，用保鮮膜包著，冷凍起來。**

這樣一來就可以預防攝取過多醣類，也可以替代甜點來當作點心。

將食材依照種類放進夾鏈袋，就可以直立收納。也請別忘了在夾鏈袋上方貼紙膠帶，並寫上食品名稱，以避免忘記。

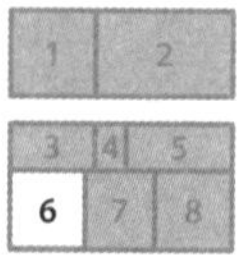

6區

蔬菜．蕈菇

存放在本區的食材

綜合蔬菜、綜合蕈菇、綠花椰菜、菠菜、胡蘿蔔等蔬菜

◎蔬菜趁新鮮冷凍，就能保存營養

冷凍室外側的最左邊，是最顯眼的位置。這裡我們要放的是「充滿營養又不會變胖的東西」，也就是希望能多多使用的東西。

首先就是蔬菜。把蔬菜冷凍起來，補充營養就變得相當方便。這是因爲**蔬菜冷凍之後，細胞壁會遭到破壞，容易釋出甜味，有些蔬菜冷凍後營養價值甚至會提高**。

幾乎所有的蔬菜都可以冷凍，尤其是營養價值高的綠花椰菜、菠菜和胡蘿蔔。假如沒時間去買菜，建議務必冷凍保存。**蔬菜在產季的營養價值最高，這時在新鮮的狀態下冷凍，是最理想的**。綠花椰菜可以先稍微汆燙，讓酵素停止活動，就能維持營養價值。

菠菜等葉菜類若是急速冷凍，即使是生的狀態也不會壞。請包上保鮮膜，放進夾鏈袋，平放在熱導率高的金屬板或鋁箔紙上，再放進冷凍室。

我會把生的胡蘿蔔切絲，放進夾鏈袋裡冷凍。冷凍胡蘿蔔絲可以直接用來做菜，解凍之後會變軟，可以直接生吃。

◎製作村山式「原創綜合蔬菜」

蕈菇也是適合冷凍的蔬菜。蕈菇所含的醣類很少，又富含食物纖維，不管吃多少都不會胖。而且蕈菇冷凍之後，甘甜的成分和營養價值還會大幅升高。

將多種蕈菇加以混合，更是美味，因此我在蔬果室及冷凍室一定都會常備著兩種以上的蕈菇。

白菜和高麗菜等體積比較大的蔬菜，買了一整顆回來之後，可以把一半冷凍起來。只要直接切成小塊，放入夾鏈袋，就能冷凍。可以用來煮火鍋或是炒青菜。

另外，也可以事先將蕈菇、胡蘿蔔與切成小塊的白菜或高麗菜混合，做成「綜合蔬菜」，放進夾鏈袋。只要有這個「原創綜合蔬菜」，就可以迅速做出火鍋或湯。「綜合蔬菜」的食譜在一九四頁，請各位務必一試。

◎能夠快速做好晚餐的魔法紅醬

我一定會放在這一區的，就是自製的紅醬。這是我在一九七頁介紹的簡易紅醬，**可以加在義大利麵或淋在漢堡排上，只要再多一個步驟，就可以簡單做出晚餐。**

自製紅醬所含的油分比市售的紅醬少，也是一個優點。由於想要直立收納，因此我會將自製紅醬裝入夾鏈袋裡，再平放在托盤上冷凍。

另外，蔬菜和紅醬冷凍之後，請在一個月內使用完畢。

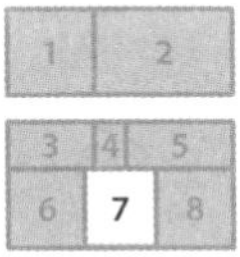

7區

肉・海鮮類

存放在本區的食材

魚類、肉類各一種。貝類、花枝、章魚

◎就算沒時間買菜也不必擔心！

蛋白質是人體不可或缺的營養素，每一餐都必須攝取。爲了預防沒時間去買菜，我們可以在冷凍室外側最顯眼的地方放一些蛋白質食品。除了一種肉類、一種魚類之外，若能準備富含植物性蛋白質的油豆腐，也很方便。

為了變瘦，請務必有意識地食用魚類。魚類含有優質的油，和肉類的脂肪相較之下，比較不容易變胖。肉和魚的比例最少請維持在一比一，盡量不要只吃肉。

也可以用花枝、章魚、貝類等海鮮類來替代魚類。貝類容易腐壞，假如沒有在買回來的當天吃完，就請立刻冷凍。

先讓貝類吐沙之後，再直接冷凍，就會像冰塊一樣凍結。冷凍後的貝類可以直接放入味噌湯或火鍋裡，或是用平底鍋蒸熟，就可以做出保留原味的料理。

貝類含有可以調整味覺的鋅，所以我一定會常備在冷凍室裡。

◎只要注意挑選肉的部位，就能將熱量減半

冷凍室是「營養的保管庫」，所以必須嚴選人體所需、容易變瘦的食材來保存，而盡量不要存放脂肪太多的肉類。

肉類所含的脂肪會隨著部位而異，以雞肉爲例，**雞腿肉和雞里肌肉的熱量就相差一倍以上。**

冷凍時，**請盡量選擇脂肪較少的雞里肌肉或去皮雞胸肉。**

豬肉和牛肉的脂肪含量也會隨著部位而不同。

脂肪含量的多寡，依序是：

腰內肉→豬後腿肉→里肌肉→豬五花肉（豬肉）

腰內肉→牛後腿肉→牛肩肉→沙朗→牛小排（牛肉）

因此**請盡量挑選腰內肉、後腿肉和里肌肉**。

◎不可以將五花肉放進冷凍室

五花肉或牛小排雖然美味，但由於含有許多脂肪，希望盡量避免使用。如果想「變瘦」，冷凍室裡就不適合存放這些肉類。

同樣地，我也不推薦絞肉。因爲肉類變成絞肉的狀態後，就沒有辦法掌握脂肪的含量了。製作漢堡排的時候，如果自己絞肉而不要買市售的絞肉，便能減少脂肪含量，又比較美味。

如果沒有製作絞肉的工具，也可以將腰內肉或後腿肉用菜刀剁碎，做成粗絞肉漢堡排後冷凍，便能做出健康又美味的料理。

假如不得不使用肥肉較多的肉類，請不要另外在鍋裡放油，因爲肉本身釋出的油就已經足夠。盡量避免使用油這個導致肥胖的主因，用肉本身的油來烹調即可。

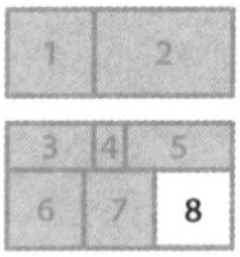

8區

「一個步驟」菜單

存放在本區的食材

生餃子、漢堡肉、肉丸子

◎準備「只要一個步驟就能吃」的東西，就能減少外食的次數

市售的冷凍餃子、漢堡肉、炸雞塊等雖然方便，但是調味都很重，又含有許多脂肪。如果自己動手做，就可以注意油分和糖分，也不用擔心添加物的問題。

我會把自己做的半成品冷凍在這一區。**把食材準備成只要「再一個步驟」，例如烤、加熱或淋上去就可以上桌的狀態，那麼一回家便馬上能夠下廚，所以可以減少外食，健康地瘦下來。**

像是先做好許多包著大量蔬菜的手工餃子，放進冷凍室，之後不管是做成煎餃，或者是放進湯、火鍋裡，只要再一個步驟就可以上桌。

漢堡肉也可以一次多做一些冷凍起來，只要放少許的油，用平底鍋煎熟，再淋上冷凍的紅醬，光是利用冷凍室的食材，就能做出豐盛的晚餐。

◎「鋁箔紙燒烤組合」是安心的好夥伴！

我在這一區裡，會冷凍一些將魚或肉及蔬菜用鋁箔紙包起來的「鋁箔紙燒烤組合」。例如將生鮭魚、洋蔥和胡蘿蔔等食材，用鋁箔紙包起來冷凍。也可以用肉來取代魚。

蔬菜也可以換成高麗菜、菠菜、青椒等，什麼蔬菜都可以。

冷凍的鋁箔紙包可以直接放進烤箱烤，或是用平底鍋蒸，就可以輕鬆完成，臨時需要一道菜的時候也很方便。

瘦身冷凍室的 ❸個重點

❶ 不要把冷凍室當成垃圾桶。

❷ 緊急存糧請保存在常溫下。

❸ 常備著「只要一個步驟就能吃」的食材。

Column

對蔬果室・冷凍室的建議

K小姐

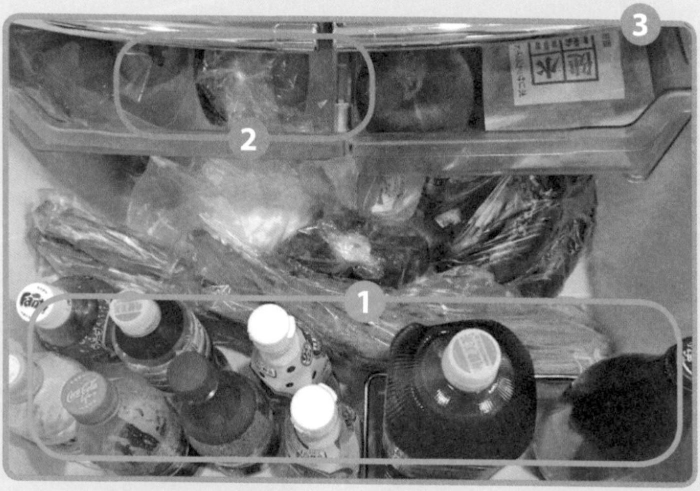

❶ 不要放蔬菜以外的東西！

蔬果室是打造苗條身材的重要「VIP室」。飲料、米等食品，請放進不顯眼的冰箱門，或是把食材分裝以減少體積。

❷ 增加辛香料和柑橘

請放入能減低熱量且讓料理具有滿足感的辛香料或檸檬等柑橘類。

❸ 打造一個立即使用區

蔬果室裡也請設置一個「立即使用區」，專門放置用剩的蔬菜等等。

D小姐

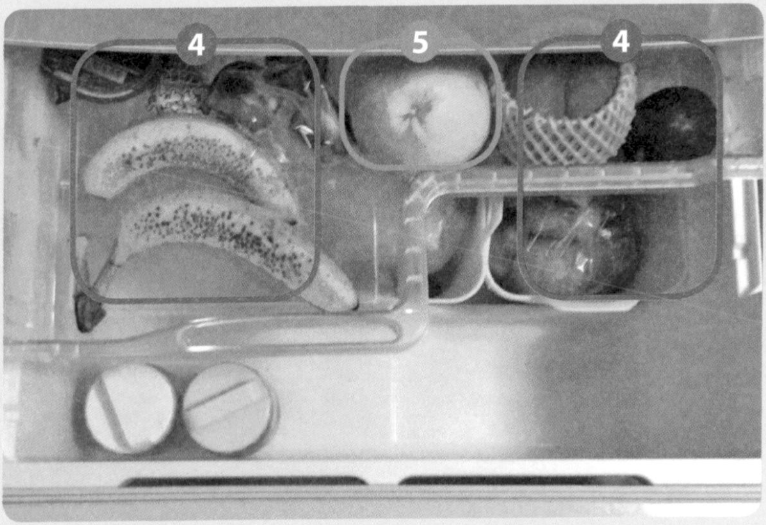

❹一定要放葉菜類

醣類（香蕉、水蜜桃、馬鈴薯、胡蘿蔔）似乎過多，而葉菜類不足，建議增加葉菜類。

❺有酸味的水果

有葡萄柚非常好。水果是維他命、礦物質的來源，因此建議各位食用，然而富含果糖的水果容易形成中性脂肪，所以建議各位選擇有酸味的水果。

Y小姐

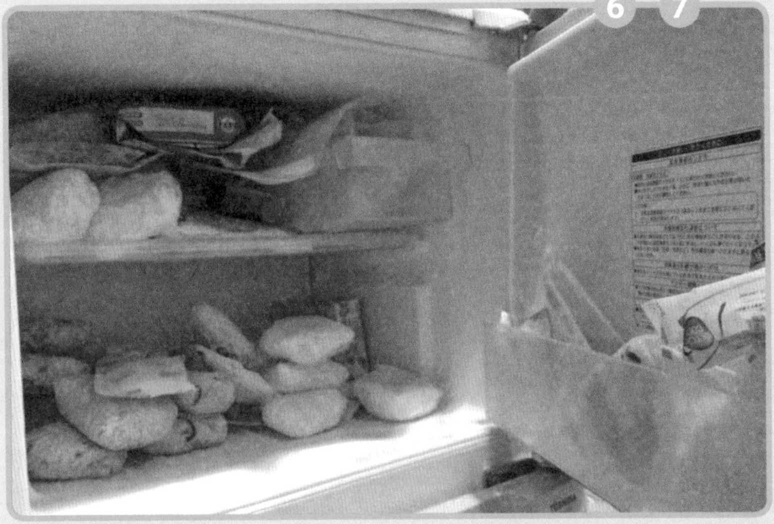

6 注重營養均衡！

許多獨居的人，冷凍室要不就是「空空如也」，要不就是「不知道塞了什麼東西」「塞滿容易變胖的冷凍食品」或「只有白飯和麵包」。請多補充蛋白質、維他命、礦物質的來源。

7 直立冷凍！

即使家裡的冷凍室不是抽屜式的，也可以把壓扁冷凍的食材直立放置，以避免放到忘記。

T小姐

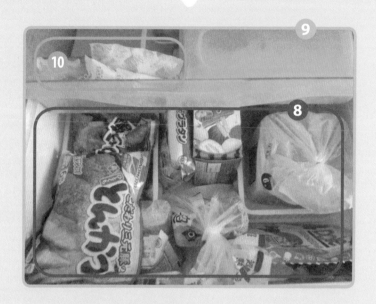

❽容易變胖的東西太多了！

吐司、油炸物、冰淇淋等容易變胖的食材太多了。冷凍食品應替換為非油炸物，冰淇淋必須定量，最多只能放一盒；建議可以放入冷凍水果。

❾註明日期

食材並非放進冷凍室裡就能永遠保存，請在顯眼處貼上紙膠帶，註明放進冷凍室的日期（保存期限），並以直立的方式收納。

❿減少保冷劑

許多家庭的冷凍室都塞滿了「保冷劑」。它並不是營養的來源，請注意不要存放太多！

第6章

會變胖的採買與有助瘦身的採買

想要維持「瘦身冰箱」，關鍵就在採買。
冰箱的內容物，取決於你買了什麼回來。
只要做到「有助瘦身的採買」，就能打造完美的「瘦身冰箱」！

採買在冰箱裡早已開始

採買和「瘦身冰箱」是一體的。

因爲採買回來的東西最後都會放進冰箱。構成「瘦身冰箱」的食品，除了別人送的東西之外，全都是自己買回來的。

因此**採買也必須是「有助瘦身的採買」，而非「會變胖的採買」，否則就無法打造「瘦身冰箱」了**。

「光是記住放進冰箱的規則就已經很累了，現在連買東西也有規則嗎……？」也許各位讀者會這麼想。

但事實上，「有助瘦身的採買」並不只會讓我們變瘦，還能節省買菜錢、縮短購物的時間，是個夢幻般美好的方法。

在這一章裡，我將爲各位介紹「有助瘦身的採買」的祕訣。

採買的第一步就是掌握冰箱裡的東西。**冰箱裡的東西如果都放在固定的位置，並且確實遵守空空．滿滿的規則，那麼只要看一眼冰箱，就能立刻掌握不足的東西**。接著，只要將不夠的東西補齊即可。

假如冰箱裡亂七八糟，便無法掌握缺了什麼東西、什麼東西還很足夠，所以容易買回多餘的東西，使得食材用不完，或是成爲變胖的原因。

在採買之前，最重要的就是必須明確掌握冰箱裡存放了什麼東西。

想變瘦，最重要的就是「列兩次清單」

爲了避免買回多餘的東西，在採買之前必須列出採買清單，寫下需要的東西。

店家爲了讓客人多多消費，其實設下了很多陷阱，假如毫無計畫地來到店裡，往往會不小心落入陷阱，而購買許多不需要的東西。

店裡賣場的配置、商品的陳列、播放的音樂、促銷海報的設計、促銷的企劃，全都經過縝密的計算，以促進消費者的購買意願。

根據調查，有六成的人都是在無意識的狀態下購物的。店家就是一個如此擅長引誘人做出「購買」行爲的場所，如果毫無計畫地來到這種地方，就會立刻掉進陷阱裡。

爲了「有助瘦身的採買」而撰寫的購物清單，其實有一個小祕訣。那就是「列兩次清單」。所謂「列兩次清單」，就是先檢查冰箱，把需要的東西記下來，接著再配合購物的順序重寫一次。

比方說，假設等一下要去的超市，賣場排列的順序是蔬菜→魚→肉→大豆製品→乳製品，就必須把寫在清單上的食品照順序重新謄一次。

光是這麼做，抵達店裡之後就不會到其他地方亂逛，而能夠沿著動線，有效率地進行採買。

如果不先做好這個準備，就會掉進想要買東西的陷阱。例如，本來只是想要拿忘記買的蒜頭，而回到已經經過的蔬菜區，可是卻不由自主地走到了零食區，衝動地買下了映入眼簾的泡芙……爲了避免這種事情發生，我們必須思考動線，把採買的順序列出來。

這樣一來，不但能變瘦，更能大幅節省採買的時間，聰明地採買。

爲了避免多買不必要的東西，有些人會先想好一星期份的菜單，再製作採購清單。也就是大略思考一星期的菜色，讓冰箱裡的東西可以替換。

例如星期一是豬肉，那麼星期二就煮魚，星期三煮雞肉，星期四煮花枝等等，輪流使用食材，讓食材平均地更替。這樣一來便能清楚掌握經常剩餘的食材，下次採買時就可以少買一些。

在超市使用小籃子

在店裡請使用手提的籃子，不要使用推車。推車可以放進大量食材，因此會讓人每一樣東西都想買，一不小心就買太多。有些超市會準備小孩用的小籃子，爲了不要裝下太多東西，我建議各位使用這種小籃子。

有的時候，我甚至**不提籃子，而是直接用手拿著商品**。這樣一來，便只能買雙手拿得動的東西，不會多買其他東西了。

我有個朋友**去超市都只帶零錢**。爲了預防萬一，她雖然也會帶著信用卡，但是基本上都是用手邊的零錢來買菜。這樣就不會多買別的東西，也可以省錢。

把店家當作一個大冰箱

有些人可能會擔心「如果不夠怎麼辦」「萬一沒時間去買菜怎麼辦」，因此一不小心就買太多，在冰箱裡塞了很多庫存。

但假如買太多，就會變成食品庫存過多的「會變胖的冰箱」。所以我們可以換個想法，**把超市當作「我家的大冰箱」**。

最近的超市都會營業到很晚，也有深夜營業的超市。如果菜不夠，只要去「外面的冰箱」買就好。請拋開一定要把所有的食物都儲藏在自己家裡的這種想法。

例如，我們不需要把六瓶啤酒都冰在自己家裡的冰箱。冰箱裡只要冰兩瓶，如果真的很想喝，再到「外面的冰箱」去拿剩下的四瓶即可。如此一來，電費也是對方負擔，二十四小時、三百六十五天都會幫我們冰著，天底下沒有比這更划算的事了。

聽說最近有些年輕人不買冰箱，而把便利商店當作冰箱。請各位多多利用「外面的冰箱」，把家裡的冰箱打造成「瘦身冰箱」。

不必忍耐也能變瘦的「置換」祕訣

在採買的時候，我希望各位注意一件事，那就是——**在同一種類的食材當中，也有「會變胖的東西」跟「不會變胖的東西」**。

同樣是採買，買回「不會變胖的東西」當然比買回「會變胖的東西」還要容易打造「瘦身冰箱」。

假如在採買階段就置換成「比較不容易變胖的東西」，放進冰箱的就是這些東西，所以不必忍耐就能變瘦。

比如說，假設購物清單上有「啤酒」。但啤酒所含的醣類很多，喝太多很容易變胖，所以我們必須在採買的時候尋找可以置換的替代品。

置換的方法有三種。

第一種是**減少分量**。假如以往都買五百毫升的罐裝啤酒，現在可以用迷你罐啤酒來代替。光是這樣，就能大幅減少攝取的醣類和酒精，不但可以變瘦，還能變得更健康。

第二種是選擇**醣類含量較少的東西來代替**。人體攝取的熱量若沒有消耗完，就會形成體脂肪。在體內轉換成熱量的主要是醣類和脂肪，所以只要減少糖分和脂肪的攝取，就更容易消耗完所有的熱量。不同品牌的啤酒，醣類的含量也會有些差距，因此請換一個醣類含量較少的品牌。

第三種是**換成相似但其實截然不同的食物**。例如啤酒就可以替換成同樣擁有氣泡口感的氣泡水。既然是水，不管喝多少都不會變胖，也比啤酒更健康。其他的各種食品，也都能換成更有助瘦身的食品。不需要從一開始就忍著不吃，而是直接置換食物，接著再慢慢減少分量即可。只要按照這樣的步驟，就可以輕鬆地減重。

村山式置換清單

◇蛋糕⬇羊羹、水果、烤番薯

脂肪和糖分含量高的西式甜點不容易讓人有「吃飽」的感覺，所以常常一吃就停不下來。與其如此，我們可以選擇脂肪較少、纖維質較多的烤番薯，或是脂肪較少的羊羹、水果等食用。

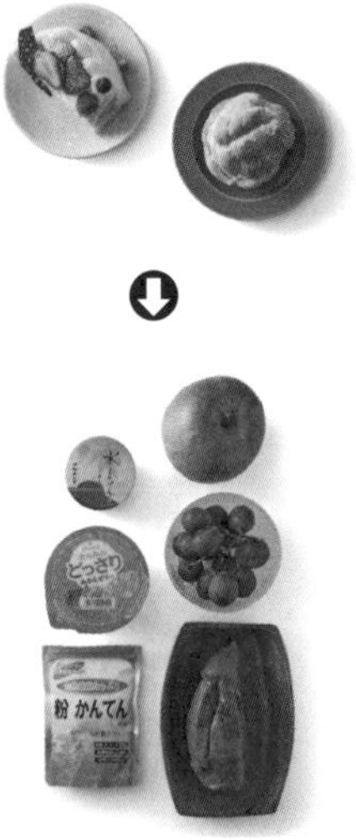

◇牛奶或巧克力口味冰淇淋⬇冰沙

牛奶或巧克力口味的冰淇淋含有糖分和脂肪，若能換成冰沙，就可以減少脂肪的攝取。

◇濃縮還原果汁⬇純果汁

許多濃縮還原果汁裡的食物纖維和維他命都已經遭到破壞，但純果汁則保留了許多食物纖維和維他命，對健康比較好，也能促進代謝。當然也建議各位自己榨果汁。

◇啤酒和甜的飲料⬇氣泡水、豆漿

許多人喝飲料的時候不會顧慮太多，但是飲料中所含的糖分和熱量也會積少成多。如果只是追求「口感」的話，請務必多喝一些氣泡水，便能得到很高的滿足感。

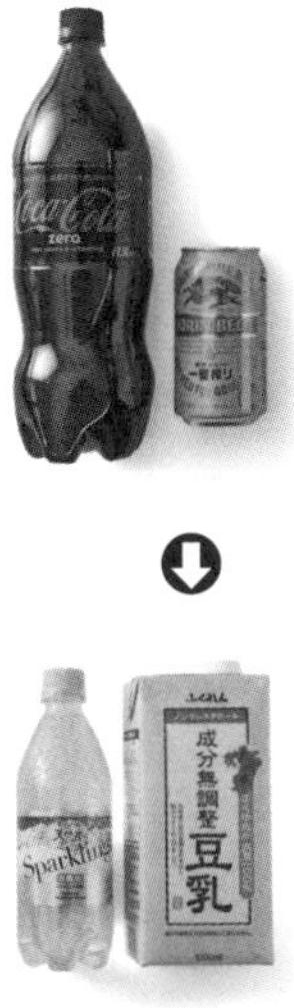

◇含糖咖啡⬇無糖

加了糖的咖啡含有大量糖分和甜味劑，飲用無糖咖啡才不會變胖。

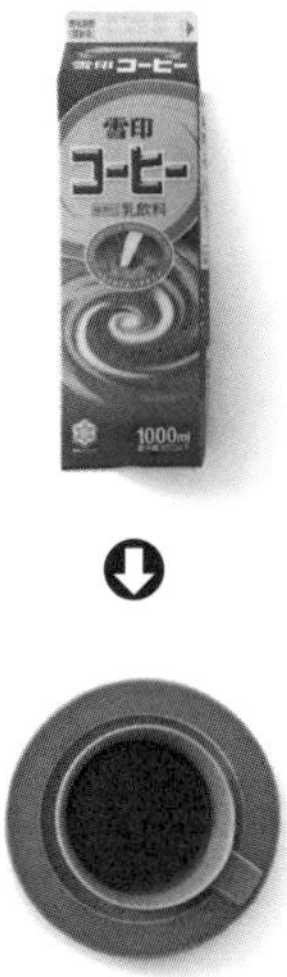

◇含糖茶類⬇茶包

寶特瓶裝或罐裝紅茶等含糖茶類，都含有許多糖分和甜味劑。如果想喝紅茶的話，可以用茶包代替。就算要加糖也可以自己調整分量，可以防止糖分攝取過量。

◇含糖優格⬇無糖或小包裝

優格含有許多脂肪，請選擇無糖優格。優格吃太多也容易變胖，可以分裝成小包裝，分次少量食用。

◇牛乳⬇無糖豆漿

若想在料理中加入牛乳，請盡量用豆漿來代替。牛乳含有脂肪和糖分，而豆漿不但熱量低，更含有對身體健康有益的植物性蛋白質。

◇乳瑪琳⬇奶油

乳瑪琳含有反式脂肪，對身體不好。奶油雖然比較貴，但可以控制使用量，盡量不增加花費。

◇肥肉⬇瘦肉

一般人往往將所有的「肉」混爲一談，但其實隨著部位的不同，熱量可能會相差一倍以上。光是將豬五花肉換成瘦肉或是雞肉，一餐就可以減少一百卡以上的熱量。

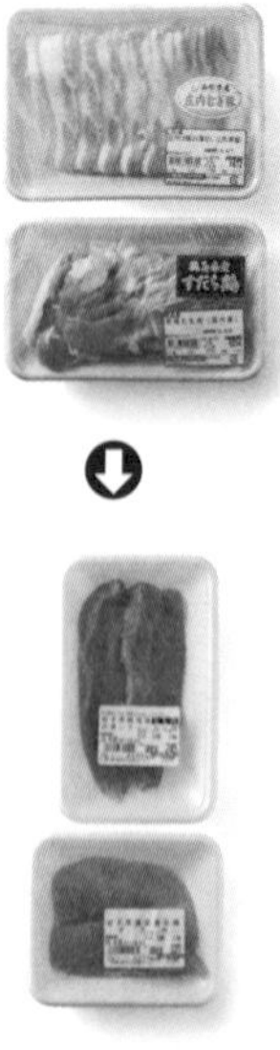

◇油炸物⬇油豆腐

熟食區或冷凍食品的油炸物，可以省下在家裡炸東西的工夫，非常方便。然而市售的油炸物熱量都非常高，如果眞的想吃油炸物，我建議各位選擇油豆腐。因爲油豆腐有炸過，感覺和油炸物比較接近，又有口感，但實際上卻是豆腐，所以比較健康。

◇加在飯上的佃煮或明太子⬇韓式泡菜、梅干、魩仔魚、納豆

白飯含有許多醣類，吃太多會變胖。海菜佃煮和明太子等下飯的食物，請不要和白飯一起吃，而改爲拌在蔬菜裡。用來配飯的小菜，可以置換爲韓式泡菜、梅干、魩仔魚、納豆等健康的發酵食品或是富含鈣質的食品。

◇燒肉沾醬、鹽⬇鹽麴、昆布高湯

大部分調味料的油分和鹽分都很多，熱量也很高，但是鹽麴及昆布高湯卻不含油分，又能促進代謝，讓我們能避免從調味料中攝取熱量，又能吃得美味健康。

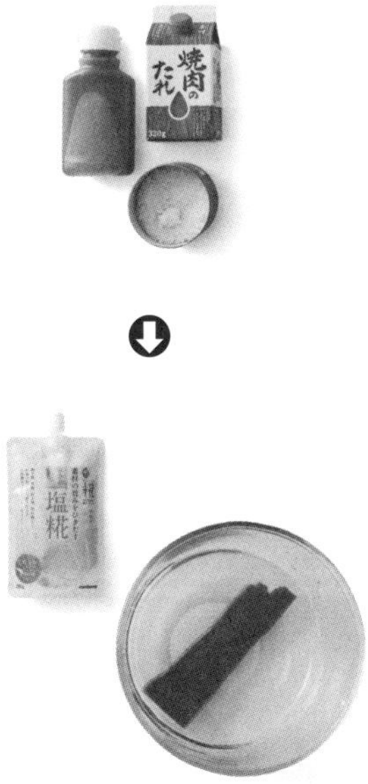

◇沙拉醬、燒肉沾醬⬇蠔油、鯷魚、魚露等

沙拉醬和燒肉沾醬含有大量的糖分與油分，可是我們卻經常一次添加太多。與其如此，不如使用只需要少量就能提味的調味料。

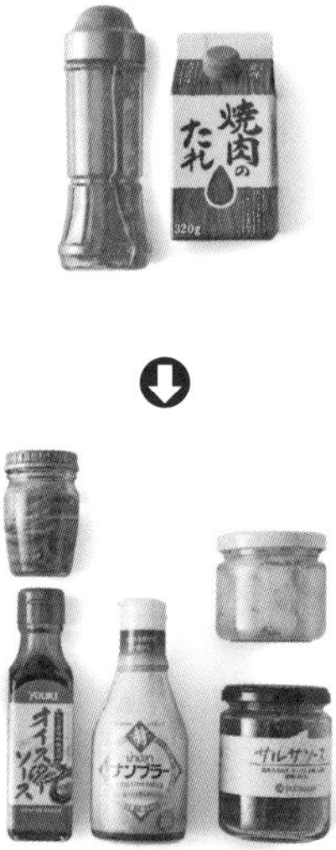

◇醬汁、番茄醬、美乃滋、奶油⬇分裝成小包裝

使用醬汁、番茄醬等時，經常不知道添加多少才是適量，而在無意識下使用太多。只要把它分成小包裝，就可以預防攝取過多。

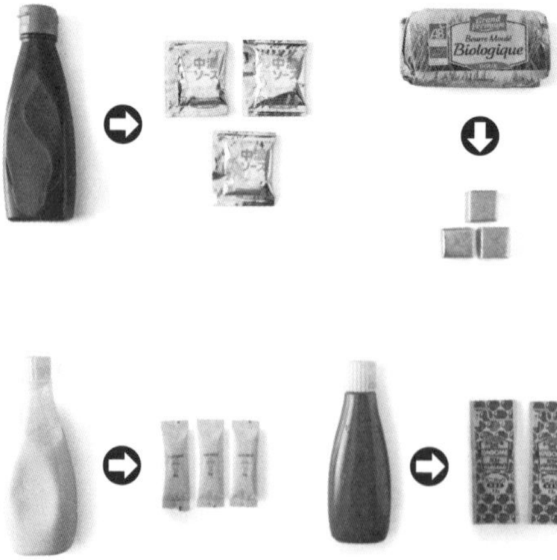

◇辣油⬇TABASCO、韓式泡菜、豆瓣醬、黃芥末

想要添加辣味的時候，可以選擇油分較少的調味料，預防攝取過多的脂肪。

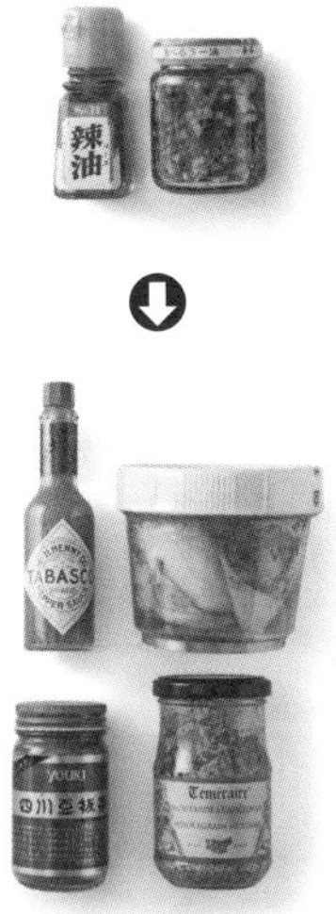

◇起司⬇白煮蛋、納豆、生豆皮、竹輪

很多人都把起司當作零食。起司富含營養，讓人以爲它適合當作點心，可是起司的脂肪含量也很高，因此吃多容易變胖。想吃零食的時候，請用不會變胖的水煮蛋、納豆、生豆皮、竹輪來代替。這些食物都富有營養，又能減少脂肪的攝取；發酵食品也比較健康。

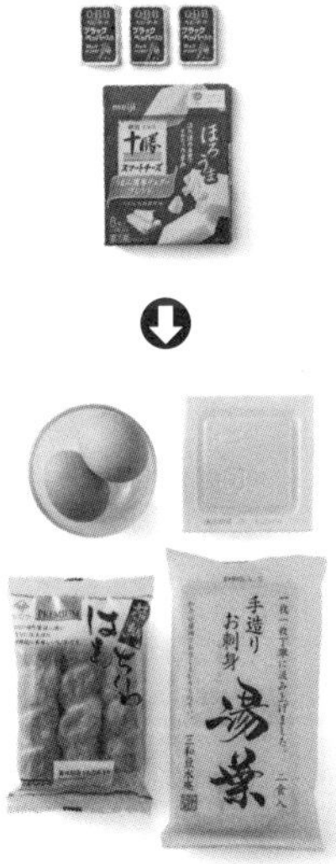

◇咖哩塊⬇咖哩粉

咖哩塊是用油和麵粉製作的，等於是脂肪和糖分的結晶。咖哩粉就只是單純的香料，所以煮咖哩的時候，請使用咖哩粉來取代咖哩塊。

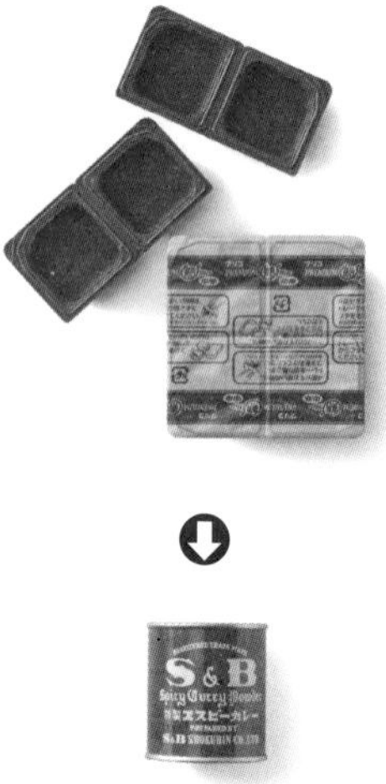

◇〇〇粉⬇麵粉

市面上有各種粉類，像是天婦羅粉、炸雞粉、大阪燒粉等等。但是這些粉類全都是醣類，就算買了許多種，也沒辦法全部用完，因此請用麵粉來代替。

◇義大利麵⬇蒟蒻絲

吃義大利麵的時候，可以將其中的三分之一至三分之二用蒟蒻絲來取代。光只有蒟蒻絲的話，比較沒有飽足感，但只要能留下義大利麵的口感和味道，便可獲得極高的滿足感。

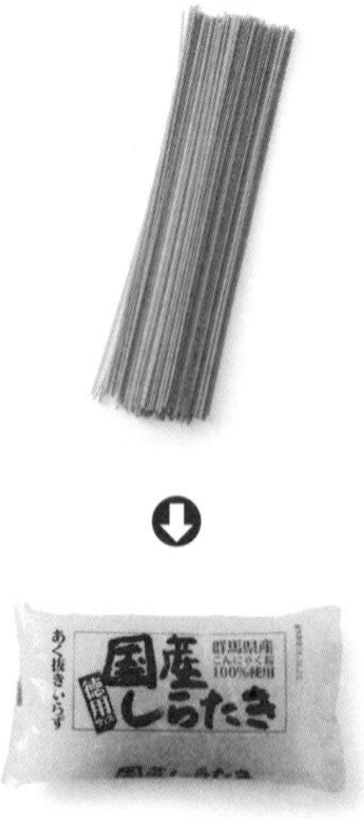

只要先想好「要放在哪裡」再買，就不會變胖

走進店裡，一看見限時特價，或是特賣會的商品價格便宜得難以想像，我們總是會忍不住購買。然而在這個時候，暫時停下腳步、冷靜思考，是相當重要的。

我習慣告訴自己限時特價或特賣會「一定還會有」。就算現在不在這裡買，也一定還有下次機會，假如需要的話，到時候再買就好。

而且，所謂的超值商品其實並不一定划算。倘若明明沒有需要卻買回來，要是沒有馬上吃掉，營養價值和味道都會變差；而假如食用過量，又會變胖。最壞的情況就是也許會吃不完而必須丟掉。這樣便稱不上「划算」了。

一次採買許多東西時，可以在買回來的當天就烹調，或是先處理到只需要再加工一下就能吃的狀態，也就是「一個步驟菜單」之後，再放進冷凍室。

請切記，絕對不可以把買回來的食材直接丟進冰箱裡。就和收納一樣，一旦出現了「總之先放進去再說」的想法，原本固定的位置就會漸漸變亂。

請確實分類後放在固定位置上，或是放在「立即使用區」盡早使用，再不然就是先處理好再放進冷凍室。總之絕對不可以讓不在計畫內的東西把冰箱變得亂七八糟。

最後，只要想到就算多買了東西回來，也必須事先處理再冷凍，就會覺得麻煩。買東西當然很簡單，然而一旦想到接下來的工作，或許就能替想買的心情踩下煞車了。

重要的是，當你在猶豫要不要買的時候，請先想想看「冰箱裡還有沒有地方可以放？」「今天之內是否吃得完？」「自己有沒有時間先處理？」

把買回來的東西放進冰箱，採買才算完成

採買工作還需要加上回來之後的時間。

這是因爲**在打造「瘦身冰箱」時，分區是最重要的。假如好不容易買回了「會變瘦的東西」，卻沒有將它們放進固定的位置，冰箱就會變得亂七八糟，無法成為「瘦身冰箱」。**

換言之，一直到把買回來的東西做好分類、放進冰箱，「有助瘦身的採買」才算完成。

有些食材還得處理到「一個步驟菜單」的狀態，才能放進冷凍室。

這些時間在採買之前就必須全部算進去。只要能做到這一點，你也能成爲「瘦身冰箱大師」。

以上就是「瘦身冰箱」的一切。各位覺得如何呢？

各位可能會覺得有些麻煩，可是只需要做到這些，不必運動、也不必節食，就能夠輕鬆瘦下來，擁有健康的身體。

我聽到許多過去無法持之以恆減重的人表示：「如果只是這樣的話，我也做得到。」

請各位也務必利用「瘦身冰箱」獲得苗條的身材與清爽的冰箱。相信各位的人生也會有所改變。

有助瘦身的採買的
❸個重點

❶採買與「瘦身冰箱」是一體的。

❷列兩次清單。

❸預留採買後處理食材的時間。

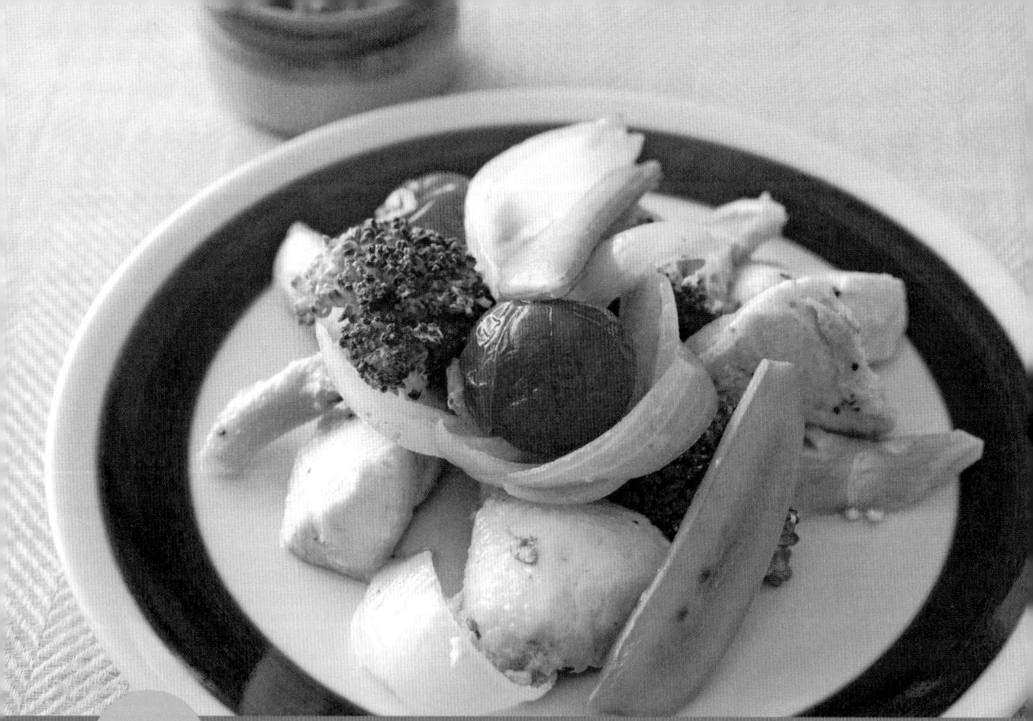

只要更換肉的部位，就能減少熱量

香草蒸雞胸肉

熱量比雞腿肉少一半

材料（2人份）

雞胸肉（去皮）……………………… 220g
蒜頭…………………………………… 1瓣

利用香草的甘甜減少鹽分

A
- EXV橄欖油 ……………… 1又1/2大匙
- 迷迭香等香草 ………………… 約2枝
- 檸檬汁 ………………………… 1大匙
- 鹽．胡椒 ……………………… 適量

小番茄………………………………… 4顆
綠花椰菜的花蕾與花莖 ………… 4～5朵
洋蔥…………………………… 中型1/4個
甜豆…………………………………… 6條
芥末籽……………… （依個人喜好添加）

作法

❶雞胸肉切成一口大小，用叉子戳洞。蒜頭切成薄片。將❶和A放進夾鏈袋，醃約30分鐘。

❷小番茄去蒂，較大朵的綠花椰菜切半，洋蔥切成半圓形，甜豆去筋。把所有的材料放進平底鍋，用中火燜約6分鐘即完成。

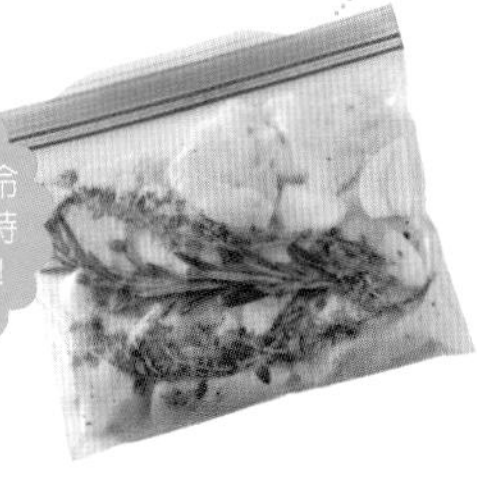

這樣拿去冷凍，烹調時就很方便！

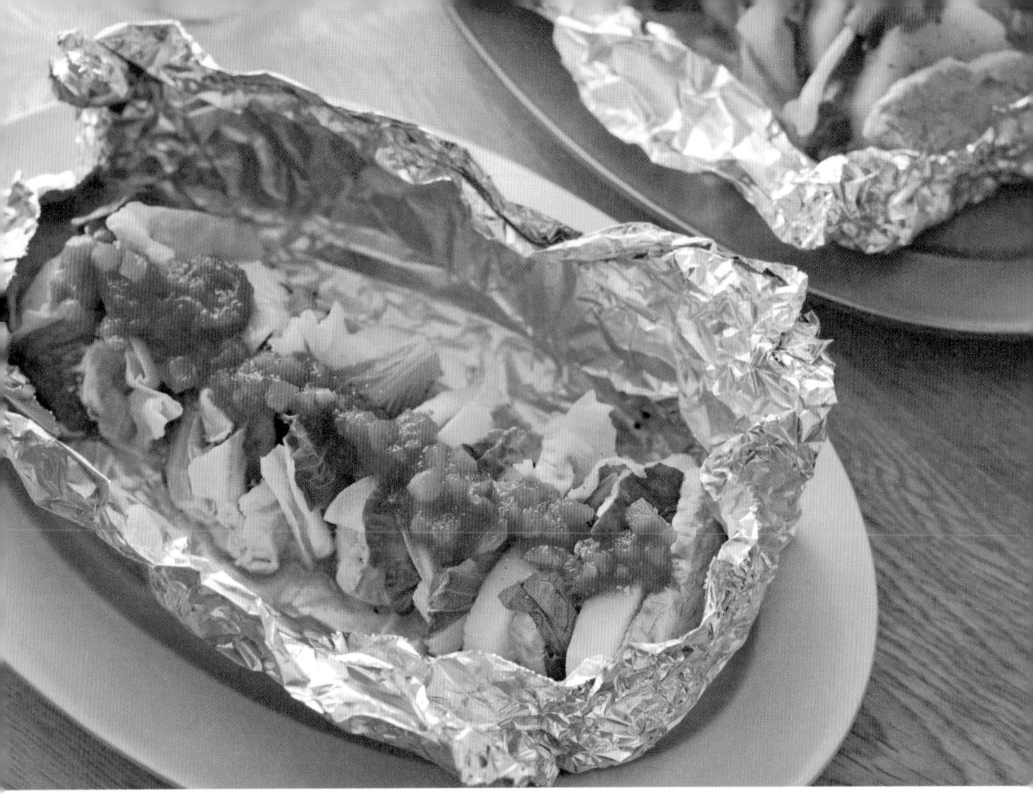

搭配莎莎醬或柚子醋，就能減少脂肪

莎莎醬燜豬肉

不可以使用五花肉！

材料（2人份）

豬瘦肉（腰內肉、里肌肉等）	250g
山藥	200g
小松菜	1株
高麗菜	1/2～1片
鹽・胡椒	適量
莎莎醬	適量

用柚子醋也可以降低熱量

作法

❶豬肉抹上鹽、胡椒。山藥、小松菜、高麗菜切成和肉相同大小，依序放上鋁箔紙後包起來。

❷在平底鍋加入300ml的水（另備），把❶的鋁箔紙放進鍋裡，用中火蒸12到13分鐘（如果水快蒸乾了就補充）。

❸淋上莎莎醬。

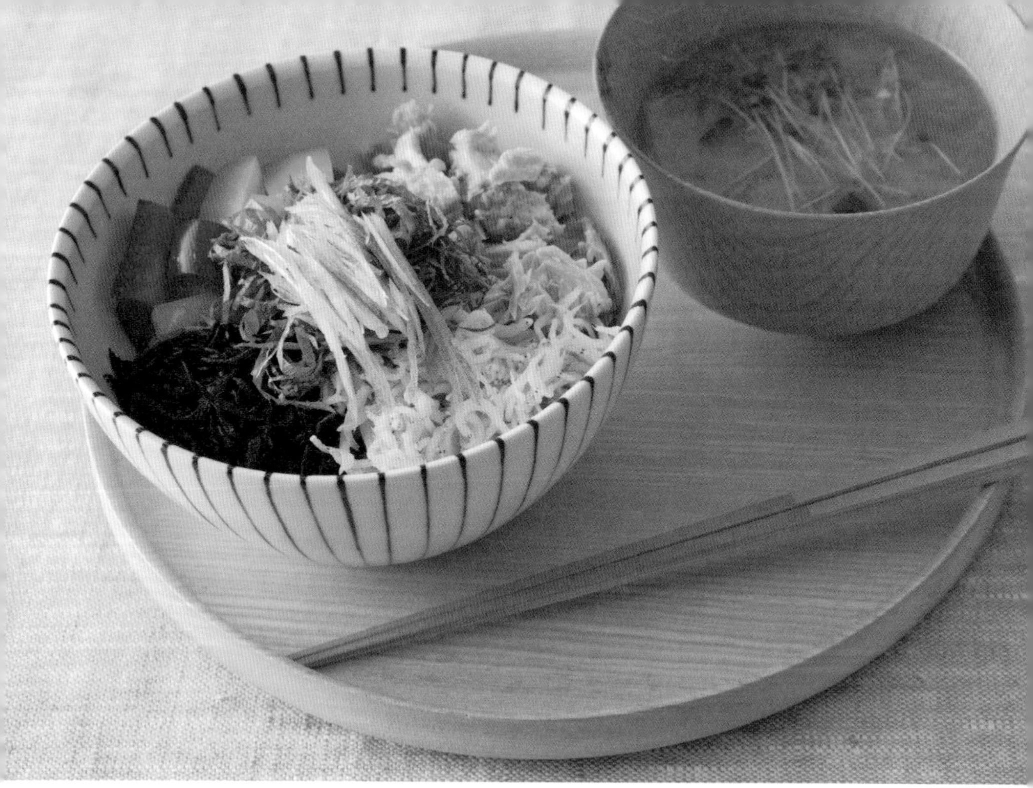

即使不加調味料也很美味

鮭魚鬆什錦丼

材料（2人份）

白飯	2人份
鮭魚	2片份
乾羊栖菜葉	1大匙
魩仔魚	3大匙
黃甜椒	1/6個
紅甜椒	1/6個
紫蘇葉	5片
蘘荷	1/2枝

用辛香料來
提升代謝率

作法

❶鮭魚烤熟後切碎。紫蘇葉和蘘荷切絲，甜椒切丁成1.5cm。乾羊栖菜葉浸水還原。

❷盛一碗白飯，把所有的材料放在白飯上即完成。

這樣拿去冷凍，烹調時就很方便！

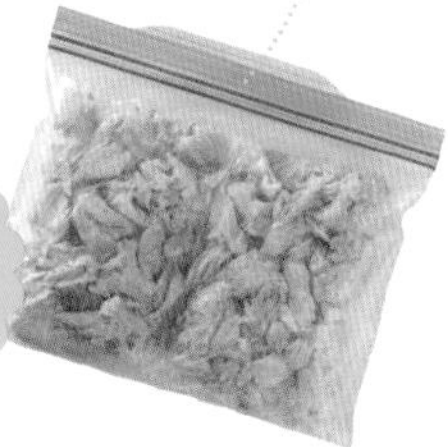

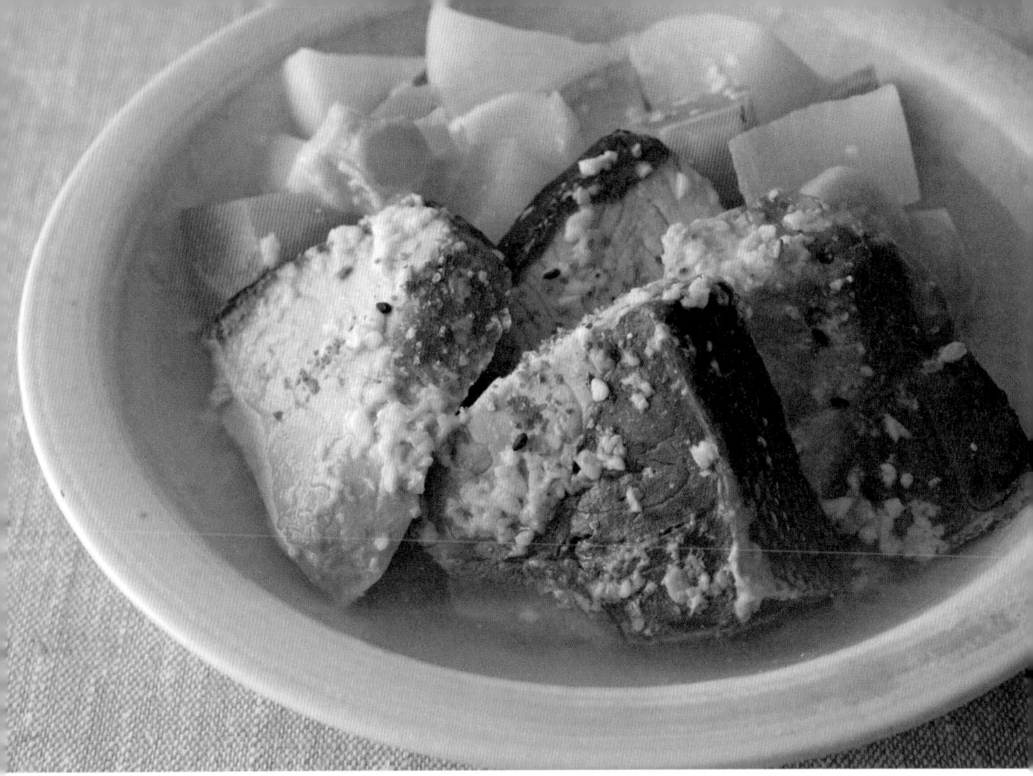

魚＋鹽麴＋蔬菜的健康料理

鹽麴煮青甘魚

材料（2～3人份）

青甘魚…………………… 2片（200g）
白蘿蔔…………………… 200g（8cm）
胡蘿蔔………………… 100g（1/2條）
綠花椰菜莖……………………… 1/2條
生薑……………………………… 1塊
鹽麴……………………………… 2大匙
（魚用1大匙，燉煮用1大匙）
高湯…………………………… 200ml
酒……………………………… 100ml
味醂…………………………… 2大匙
七味粉…………………………… 適量

帶出甘甜味，降低鹽分

作法

❶把青甘魚切成1/2，用鹽麴醃2個小時以上。白蘿蔔、胡蘿蔔、綠花椰菜莖用滾刀切成3～4cm大，生薑切成薄片。
❷將七味粉以外的食材全部放進鍋裡，蓋上內蓋，用中小火燉煮約15分鐘。
❸裝盤，撒上七味粉。

這樣拿去冷凍，烹調時就很方便！

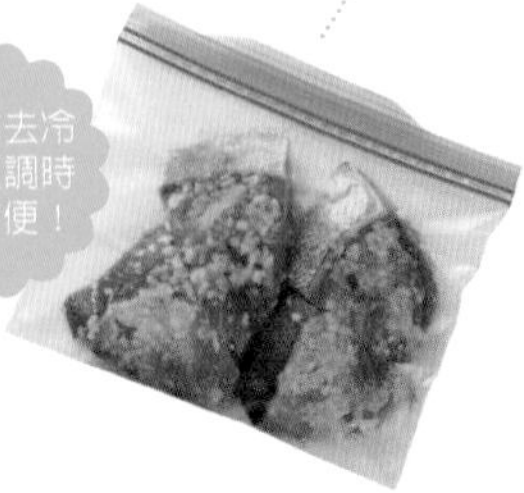

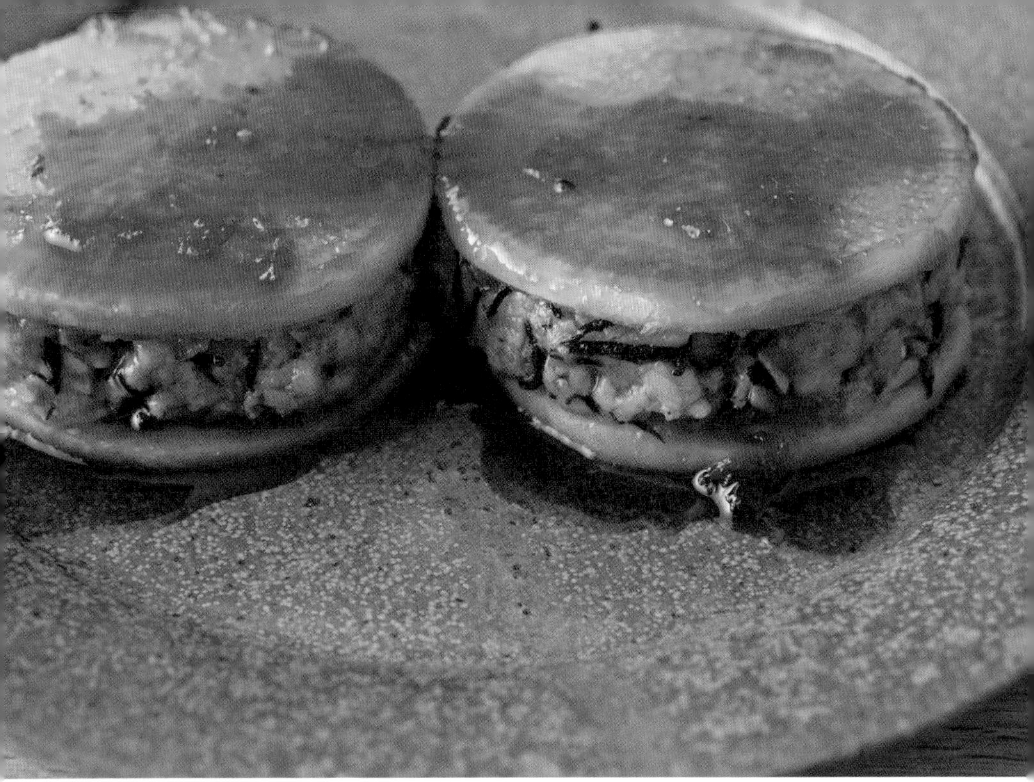

用白蘿蔔增加飽足感！

白蘿蔔漢堡排

材料（2人份、4個）

白蘿蔔直徑最大的部分 …0.6cm×8片

換成雞肉熱量更低

A	豬絞肉	180g
	胡蘿蔔	50g（1/4條）
	洋蔥	40g
	乾羊栖菜葉	1大匙
	胡椒	少許
	太白粉	適量
B	醬油	3大匙
	酒	3大匙
	味醂	2大匙

作法

❶白蘿蔔從葉子那端最厚的部分開始切成0.6cm的圓片，削皮。乾羊栖菜葉浸水還原備用。胡蘿蔔、洋蔥切碎。

❷把A的材料全部放進攪拌盆裡，攪拌均勻，製成內餡。將內餡分成4等分，捏成與白蘿蔔相同的大小。在白蘿蔔的兩面撒上薄薄一層太白粉，將內餡夾在白蘿蔔中間。

❸將❷放入平底鍋，用中火將兩面各煎3分鐘。待表面呈現金黃色之後，蓋上鍋蓋，用小火燜7～8分鐘，最後加入B，煮至水分收乾即完成。

村山式綜合蔬菜

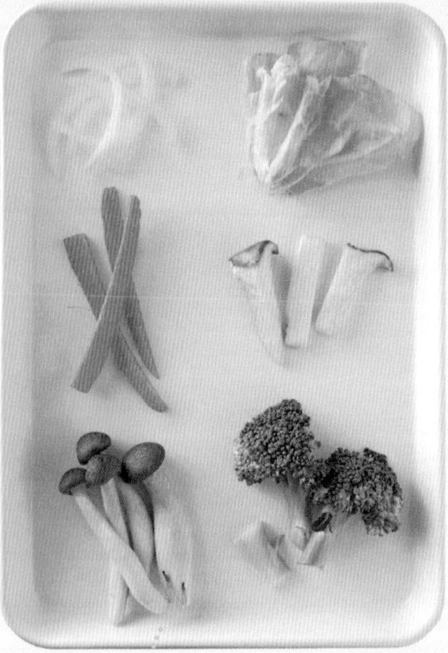

材料（夾鏈袋1大袋份）

高麗菜…………………… 200g（3片）
胡蘿蔔…………………… 100g（1/2條）
綠花椰菜…… 1/2株（莖也一併加入）
洋蔥…………………………… 中型1/2個
杏鮑菇……………………………… 1朵
鴻喜菇……………………………… 1/2包

作法

❶把所有蔬菜切成相同大小。
❷混合均勻後，放進夾鏈袋。

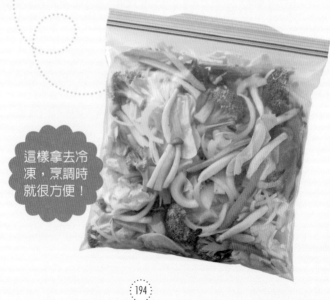

這樣拿去冷凍，烹調時就很方便！

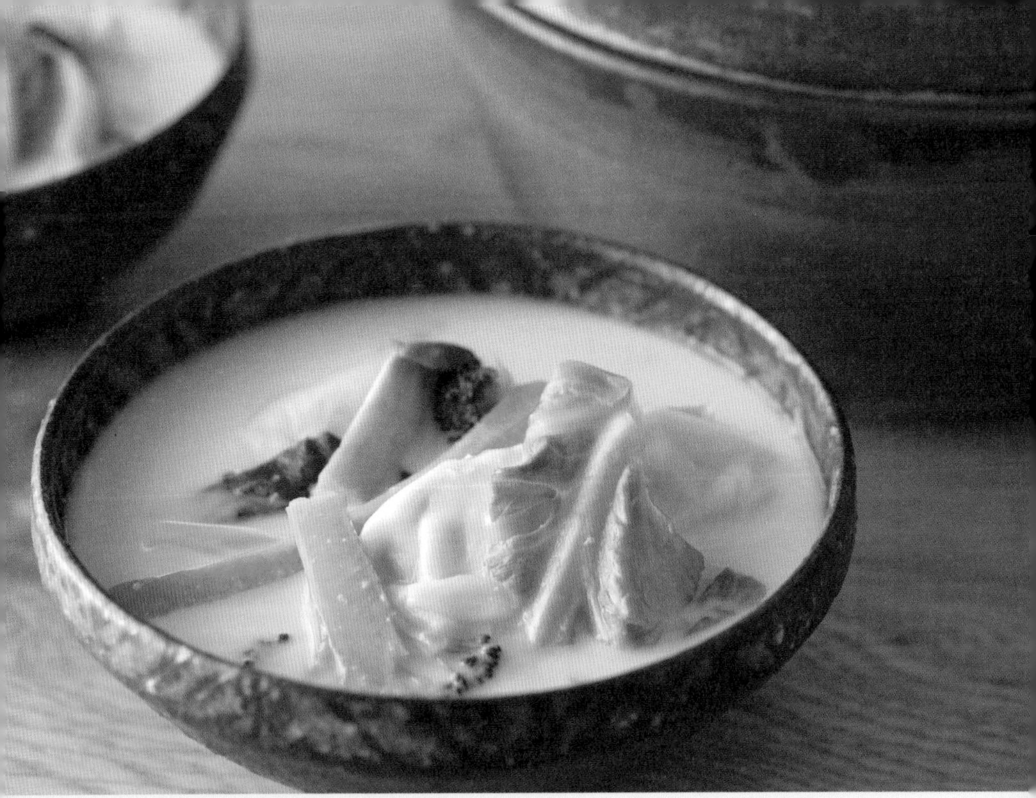

利用村山式綜合蔬菜製作

豆漿火鍋

材料（2～3人份）

冷凍餃子……………………………10個
村山式綜合蔬菜（冷凍）
………………………300g（約1/2袋）
昆布高湯………………………400ml
豆漿……………………………400ml
味噌……………………………2大匙
酒………………………………1大匙
味醂……………………………1大匙
鹽………………………………1撮

作法

❶將豆漿以外的材料全部放進鍋裡，用中火煮至材料熟透。最後加上豆漿即完成。

若加入豆漿之後才煮沸，會出現分離的情形，請注意！

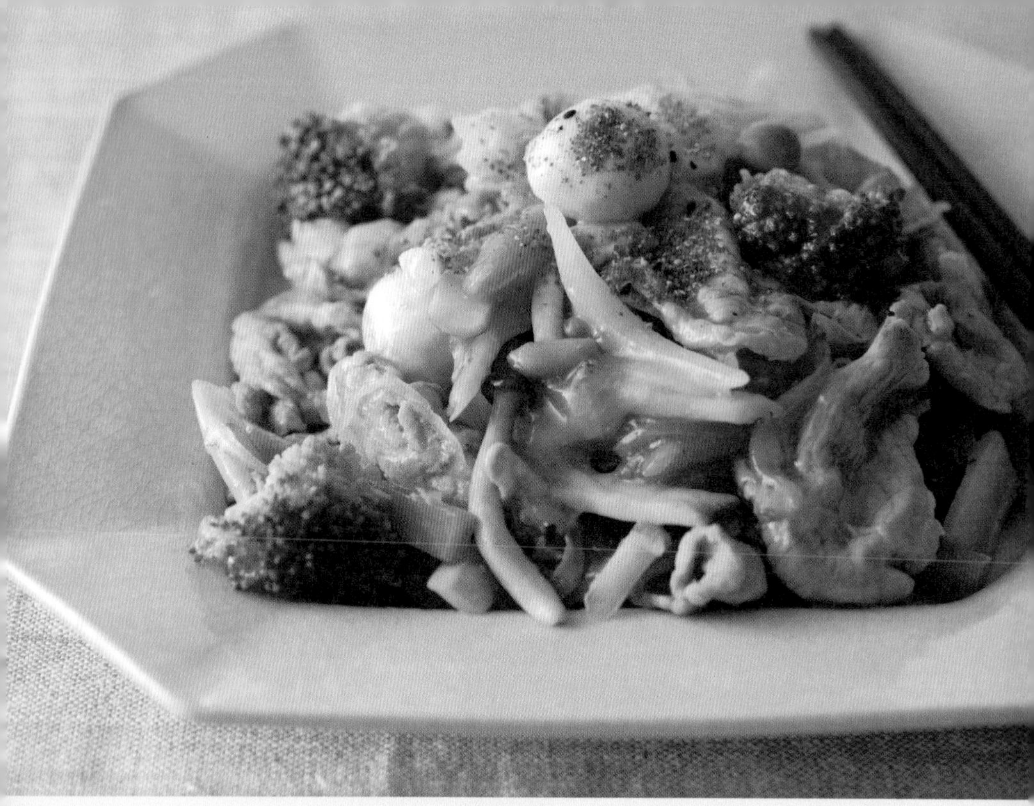

利用村山式綜合蔬菜製作

西洋風八寶菜

材料（2人份）

用瘦肉降低熱量

豬瘦肉……………………………… 170g
村山式綜合蔬菜（冷凍）
…………………… 250 g（約5把份）
鵪鶉蛋（煮熟）………………… 6顆
酒……………………………… 1大匙
水………………………………… 60ml
清雞湯………………………… 2小匙
太白粉………… 1大匙（＋水2大匙）
七味粉…………………………… 適量

作法

❶將七味粉和太白粉以外的所有材料放入平底鍋，用中火拌炒。所有材料熟了之後，關火，加入太白粉水勾芡。撒上七味粉即完成。

常備紅醬

材料（夾鏈袋2小袋份）

罐頭番茄	1罐（400g）
洋蔥	小型1個
蒜頭	2瓣
EXV橄欖油	2大匙
鹽麴	1又1/2大匙
月桂葉	1片
昆布高湯	50～70ml
巴西里或奧勒岡等香草	適量

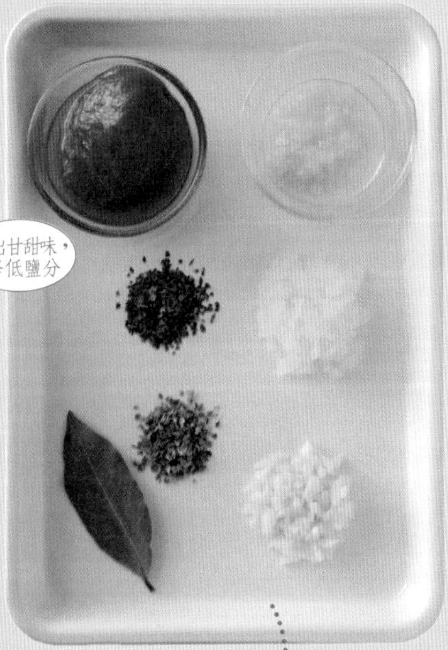
帶出甘甜味，
降低鹽分

作法

❶蒜頭、洋蔥切碎。
❷將油倒入平底鍋，依序放入蒜頭與洋蔥，炒到洋蔥呈透明狀。加入罐頭番茄、月桂葉、香草、昆布高湯，最後加入鹽麴，用中火燉煮約12分鐘即完成。

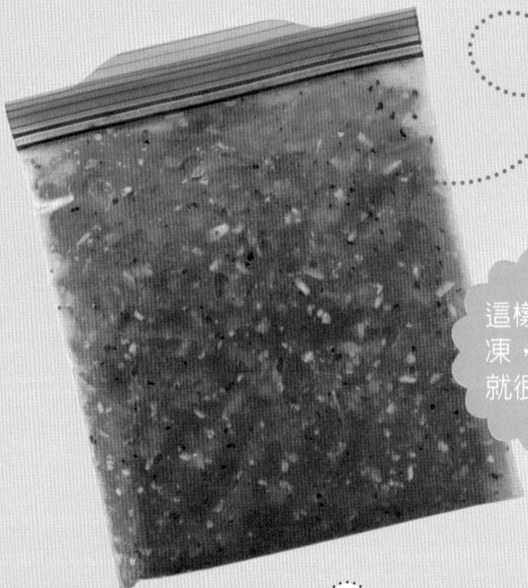
這樣拿去冷
凍，烹調時
就很方便！

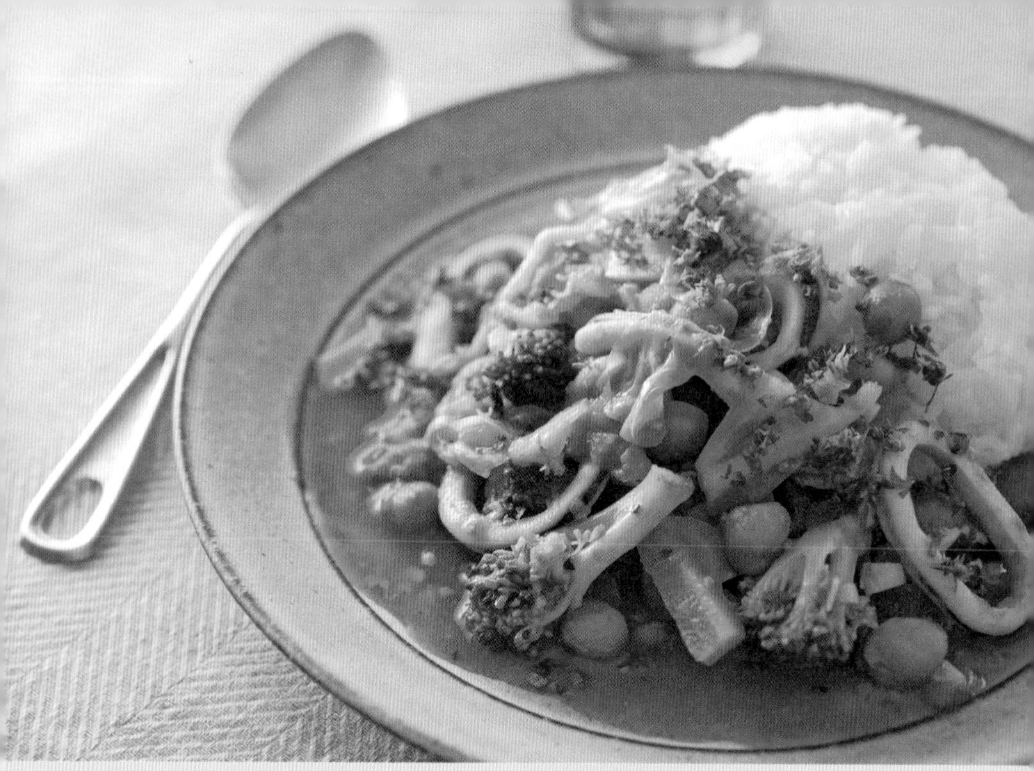

利用綜合蔬菜 X 常備紅醬製作

花枝蕈菇紅醬飯

材料（2人份）

白飯……2人份
冷凍紅醬……1包（事先退冰至常溫）
花枝……100g
村山式綜合蔬菜（冷凍）……100g（約2把）
綜合豆……60g
昆布高湯……30～50ml
鯷魚……1～2尾
巴西里葉……適量

有助瘦身的食材

若只用1尾便可降低鹽分

作法

❶花枝切成圓圈，鯷魚、巴西里葉切碎。

❷將巴西里葉之外的所有材料放入平底鍋，用中火燉煮約5分鐘，直到花枝熟透。

❸將熱騰騰的白飯和❷裝入碗內，撒上巴西里葉。

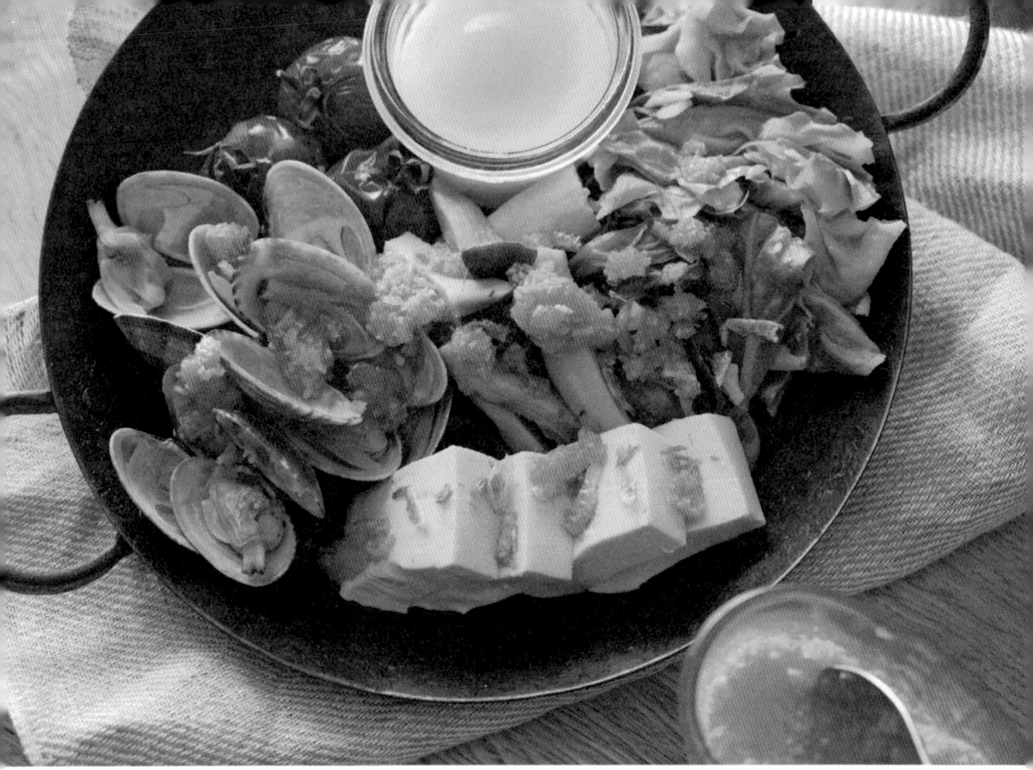

用美味醬汁搭配有助瘦身的食材

清蒸剩餘常備食材佐胡蘿蔔醬

材料（2～3人份）

改為嫩豆腐熱量更低

高麗菜（或白菜）
………… 200g（2～3片）
傳統豆腐…………… 150g
小番茄（或紅甜椒）
………………6顆（1/3個）
蛤蠣（吐沙）……… 200g
杏鮑菇…………………… 2朵
雞蛋……………………… 2顆
蒜頭……………………… 1瓣
櫻花蝦………………… 適量
水……………………… 60ml
酒……………………… 60ml

胡蘿蔔醬
胡蘿蔔
………80g（小型1/2條）
洋蔥………… 中型1/8個
醋…………………… 2大匙
雞精粉…… 1又1/2小匙
EXV橄欖油……… 2大匙
蜂蜜……………… 1小匙
鹽………………… 少許

作法

❶高麗菜切塊，豆腐切丁，杏鮑菇切成一口大小，蒜頭切碎。櫻花蝦剁碎。雞蛋打在小碗裡。

❷製作胡蘿蔔醬。把胡蘿蔔和洋蔥磨成泥，將所有材料攪拌均勻。

❸將胡蘿蔔醬以外的所有材料放入平底鍋，蓋上鍋蓋後開大火。沸騰之後轉中小火，燜約10分鐘。

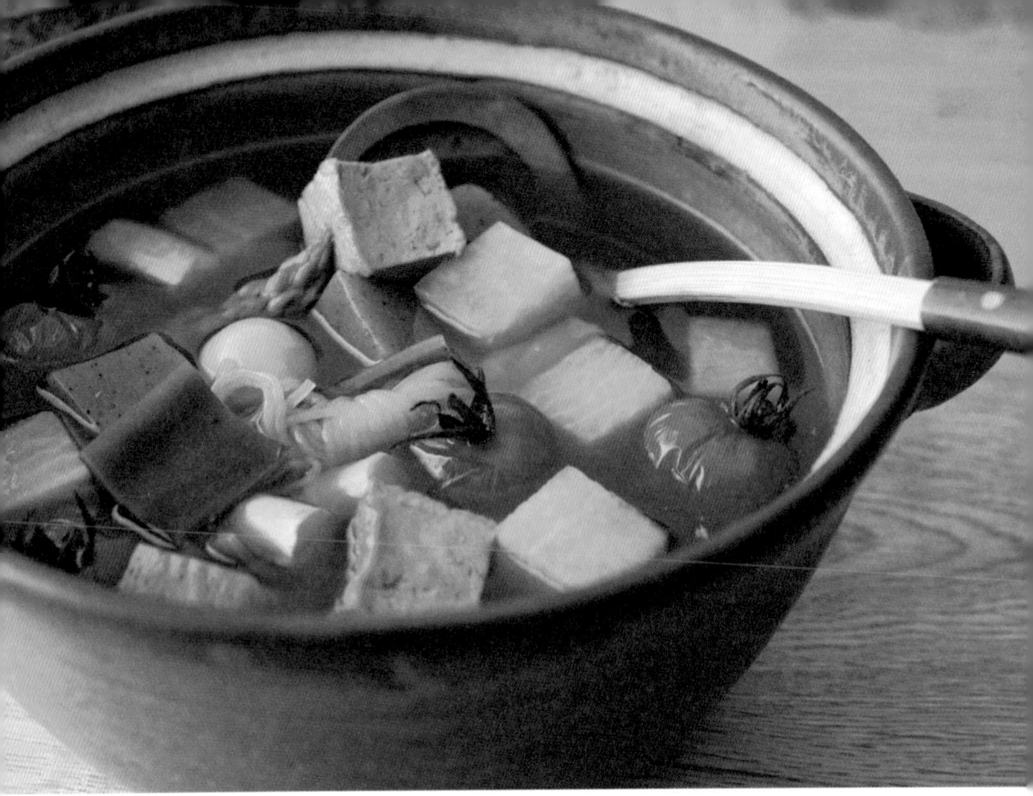

含有大量有助瘦身的食材！

快速上桌方塊關東煮

有助瘦身的食材

材料（2～3人份）

蒟蒻片	100g
蒟蒻絲（打結）	60g
油豆腐	100g（1/2片）
鵪鶉蛋（煮熟）	6顆
白蘿蔔	150g
蘆筍	2條
小番茄	4顆
昆布高湯	800ml
蠔油	1大匙
鹽	1/2大匙

作法

❶蒟蒻片、油豆腐、白蘿蔔、煮昆布高湯用的昆布切丁成2cm。蘆筍切段成2cm。

❷將蘆筍以外的所有材料放進鍋裡，蓋上鍋蓋，用小火煮20～30分鐘。最後3分鐘再放入蘆筍。

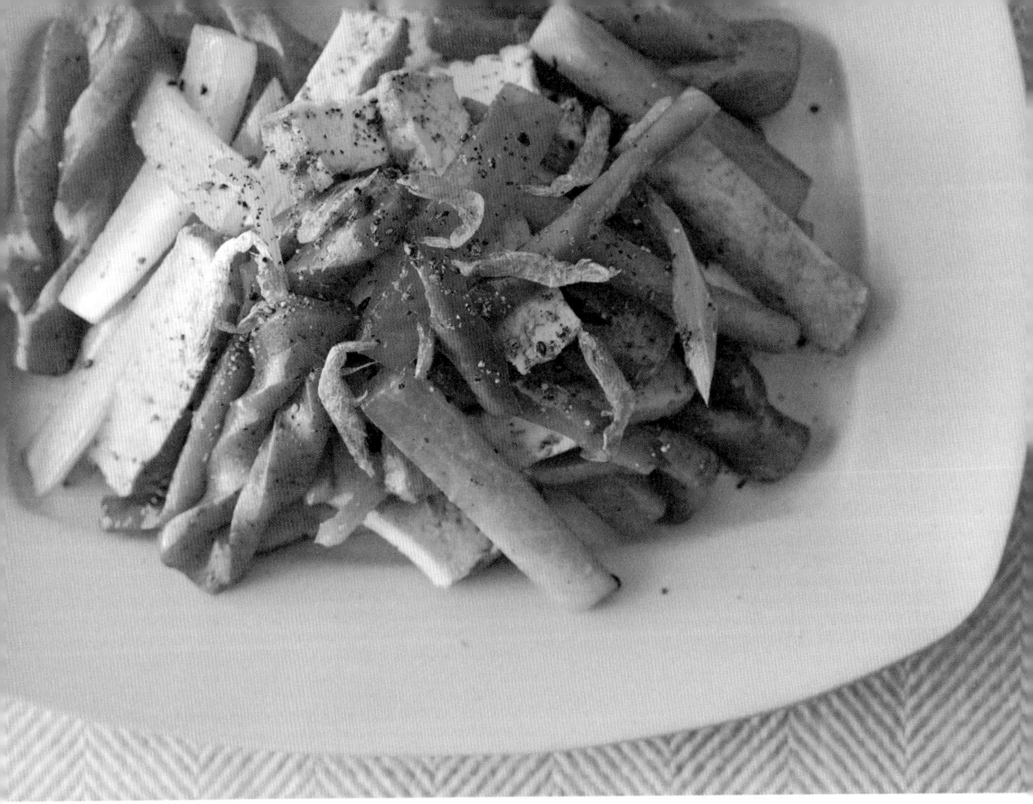

有助瘦身的食材 X 有助瘦身的食材 X 重口味

辣炒蒟蒻白蘿蔔

材料（3～4人份）

有助瘦身的食材

油豆腐	200g（1片）
蒟蒻片	200g
蘿蔔	100g
青椒	2個
辣椒	1根
櫻花蝦	少許
酒	1大匙
蠔油	1又1/2大匙
麻油	1小匙
黑芝麻	少許

有助瘦身的食材

作法

❶油豆腐、白蘿蔔、青椒切絲。蒟蒻切薄片後在中間劃出一道開口，將其中一端向中間反摺，捲成螺旋狀。辣椒去籽。

❷將白蘿蔔、青椒、蒟蒻、櫻花蝦、辣椒放進平底鍋，用中火炒約2分鐘後，加入酒，蓋上鍋蓋，燜約3分鐘。

❸將油豆腐、蠔油加入❷，再倒入麻油迅速拌勻。裝盤，撒上黑芝麻即完成。

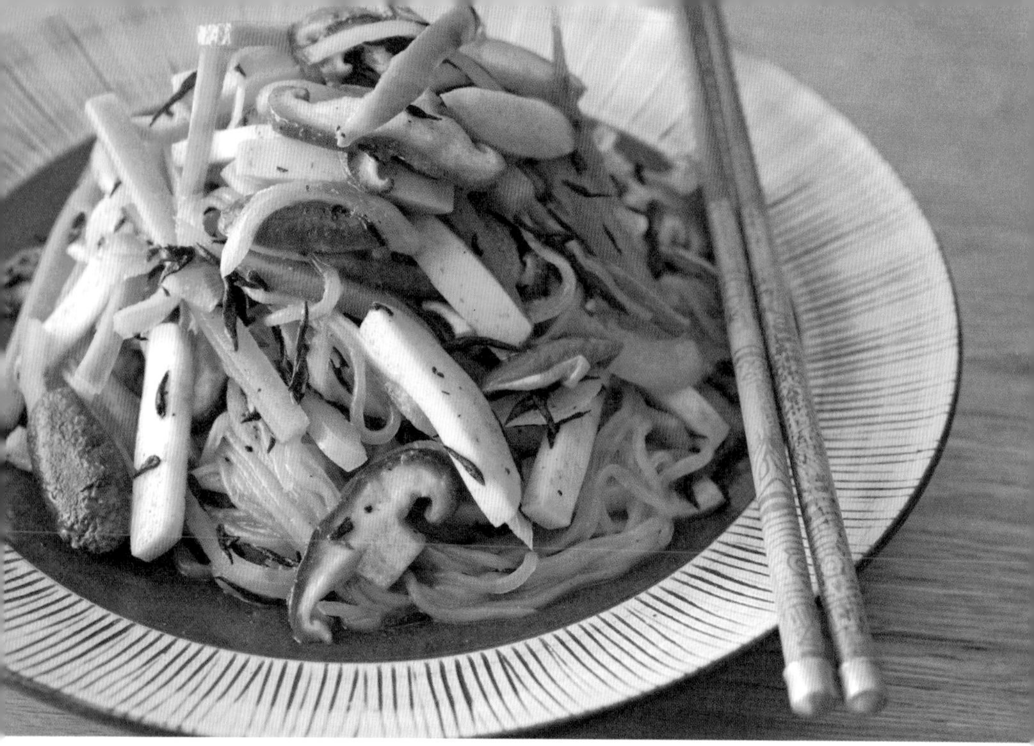

蒟蒻絲 X 咖哩味，帶來滿足的一餐

咖哩炒蒟蒻

有助瘦身的食材

材料（3～4人份）

蒟蒻絲……180g
胡蘿蔔……100g（1/2條）
青椒……2個
洋蔥……中型1/2～1/3個
香菇……2～3朵
魚板或竹輪……70g
乾羊栖菜葉……1/2大匙
咖哩粉……1又1/2小匙
味醂……1大匙
蜂蜜……1小匙
醬油……1大匙
麻油……1小匙
柚子醋……2大匙

作法

❶胡蘿蔔、青椒、洋蔥、香菇、魚板切絲。乾羊栖菜葉浸水還原備用。

❷平底鍋用中火熱鍋，依序放入胡蘿蔔、洋蔥、香菇蒂、香菇、青椒、羊栖菜葉、蒟蒻絲、魚板，拌炒均勻。

❸加入柚子醋以外的調味料，繼續拌炒約5分鐘，待所有食材炒軟後便關火，淋上柚子醋。

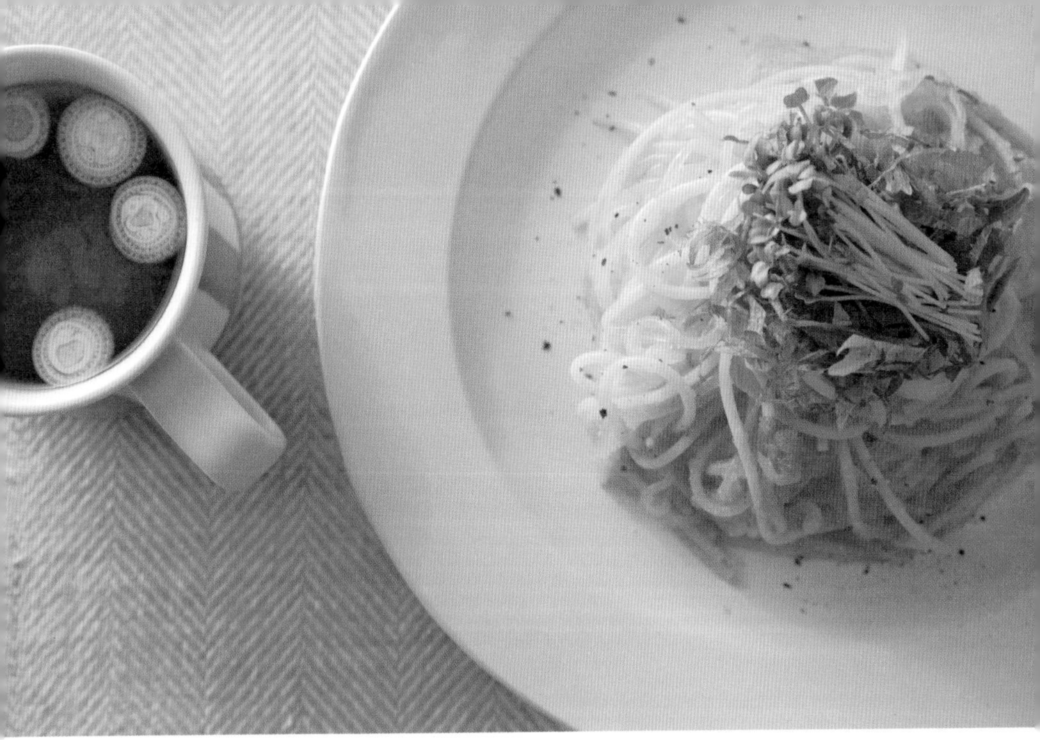

混合義大利麵與蒟蒻絲，提升滿足感

蒟蒻絲義大利麵與梅子海髮菜湯

材料（1人份）

▼蒟蒻絲義大利麵

義大利麵（1.7mm）……50g
蒟蒻絲……130g
鱈魚卵……30g
紫蘇葉……4片
綠花椰菜苗……7g
酒……1大匙
胡椒……少許
醬油……1/2～1大匙

熱量比義大利麵低

▼梅子海髮菜湯

梅干……1顆
海髮菜……1杯
蘘荷……1/2枝
高湯……150ml

提升代謝率

蒟蒻絲義大利麵作法

❶將應煮8分鐘的義大利麵煮到6分鐘時加入蒟蒻絲，繼續煮1分鐘後用濾網撈起瀝乾。

❷將❶和鱈魚卵、酒、胡椒放進攪拌盆拌勻，最後以畫圓方式淋上醬油，裝盤。佐上綠花椰菜苗與用手撕碎的紫蘇葉。

梅子海髮菜湯作法

❶蘘荷切成圓圈。

❷將所有材料放進碗裡，倒入熱高湯即完成。

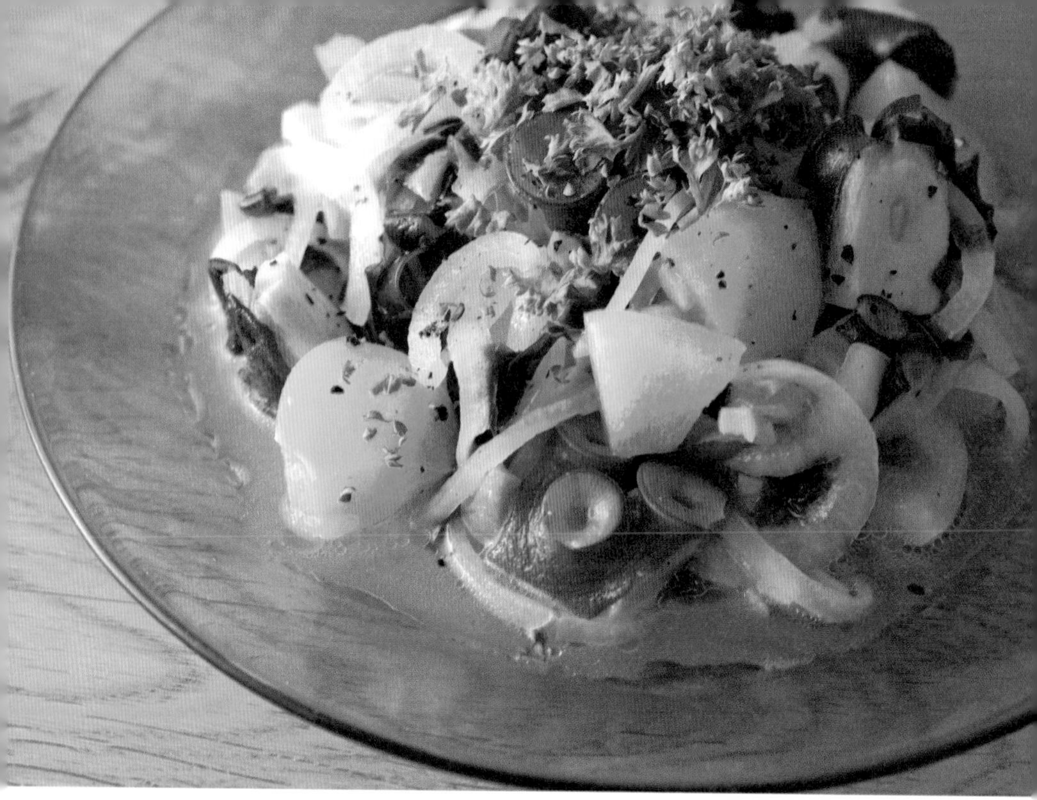

用低卡的章魚 X 醋來瘦身

洋蔥黃甜椒醋漬章魚

材料（2～3人份）

有助瘦身的食材

章魚（煮熟）	100g
洋蔥	中型1/2個
黃甜椒	1/3個
橄欖	6顆
巴西里葉	適量
乾海帶芽	1大匙
醋或義大利香醋	1又1/2大匙
EXV橄欖油	2大匙
檸檬汁	1小匙
鹽・胡椒	少許

作法

❶洋蔥切斷纖維，削成薄片後攤開。章魚和甜椒切成1.5cm左右不規則狀，橄欖和巴西里葉切碎。海帶芽浸水還原備用。

❶將巴西里葉以外的所有材料放進攪拌盆裡拌匀，放進冰箱冷藏1個小時以上。食用前再撒上巴西里葉。

請影印
下來使用

「瘦身冰箱」的擺設方式總整理

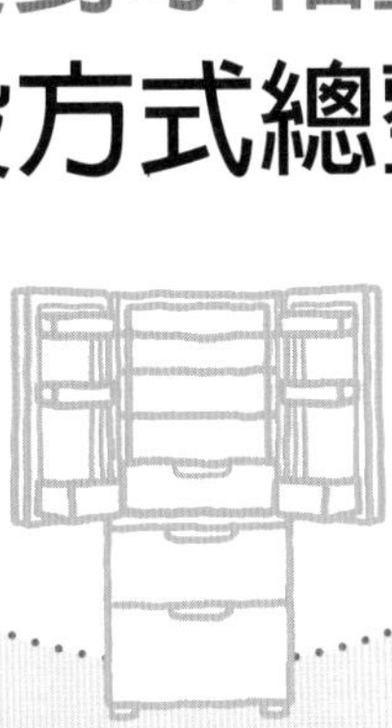

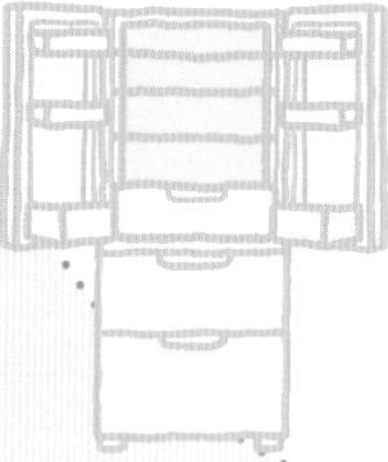

有助瘦身的冷藏室擺設方式

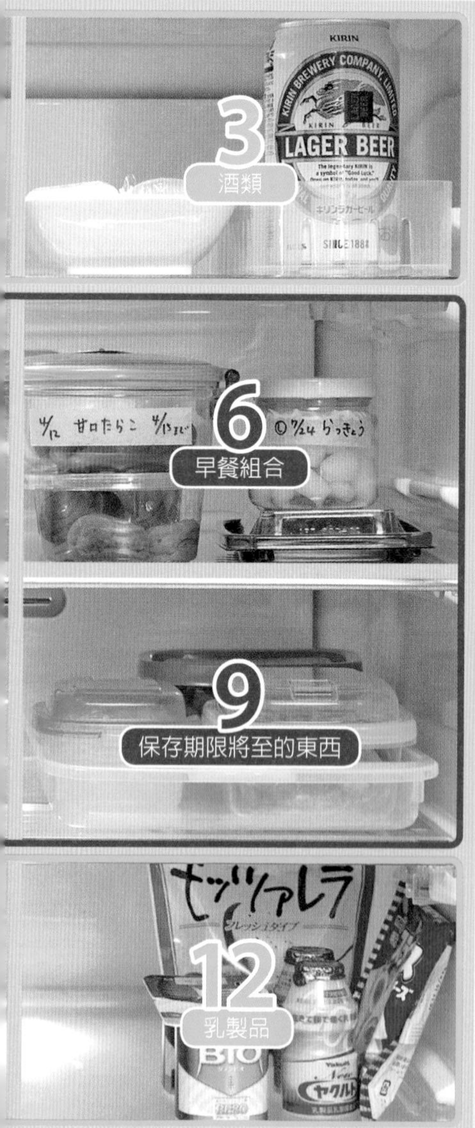
KIRIN
LAGER BEER
3
酒類
6
早餐組合
9
保存期限將至的東西
12
乳製品

POINT

把「不會變胖的東西」放在明顯的地方，而「會變胖的東西」一看見就會想吃，所以必須放在不顯眼的地方。

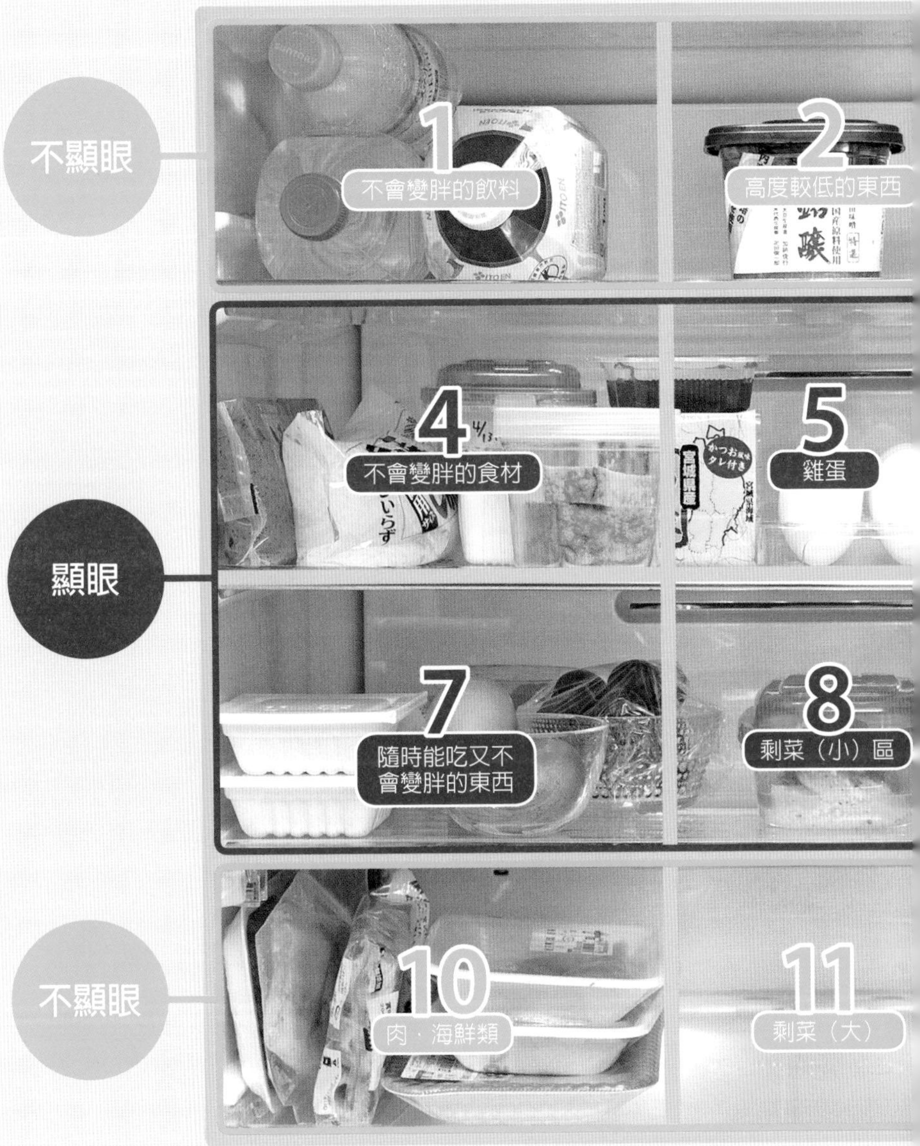
不顯眼
1
不會變胖的飲料
2
高度較低的東西
顯眼
4
不會變胖的食材
5
雞蛋
7
隨時能吃又不
會變胖的東西
8
剩菜（小）區
不顯眼
10
肉・海鮮類
11
剩菜（大）

有助瘦身的冰箱門擺設方式

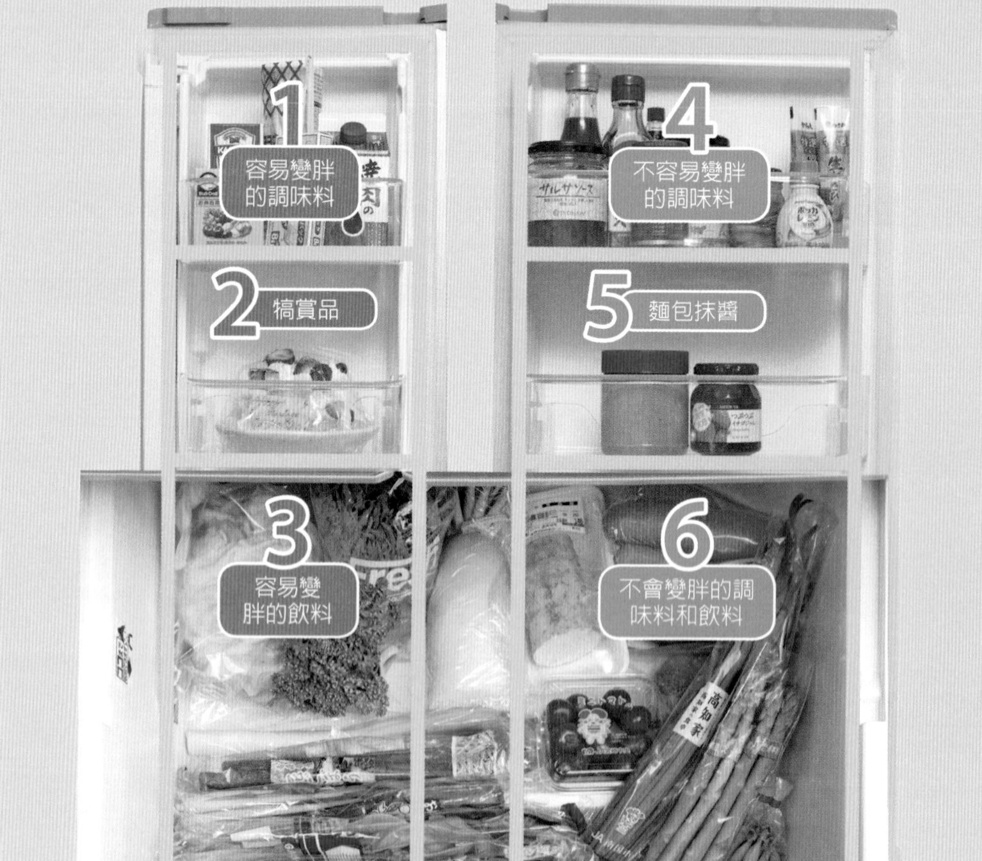
1
容易變胖的調味料
2
犒賞品
3
容易變胖的飲料
4
不容易變胖的調味料
5
麵包抹醬
6
不會變胖的調味料和飲料

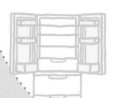

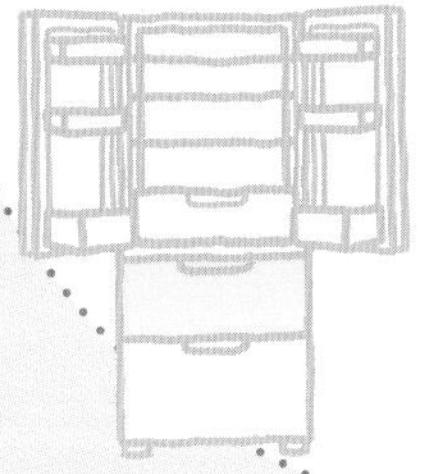

有助瘦身的蔬果室擺設方式

▼抽屜托盤

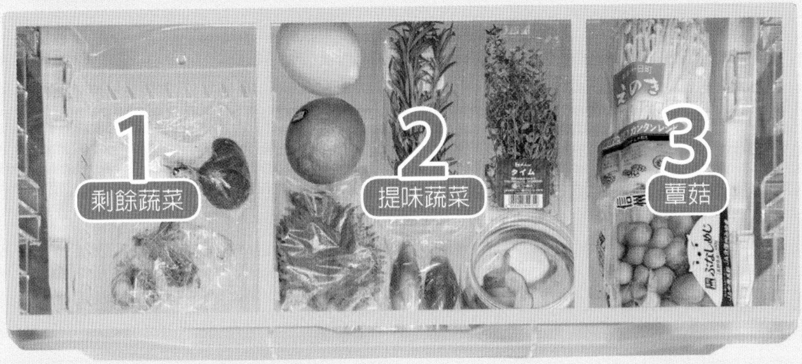
1
剩餘蔬菜
2
提味蔬菜
3
蕈菇

▼主要空間

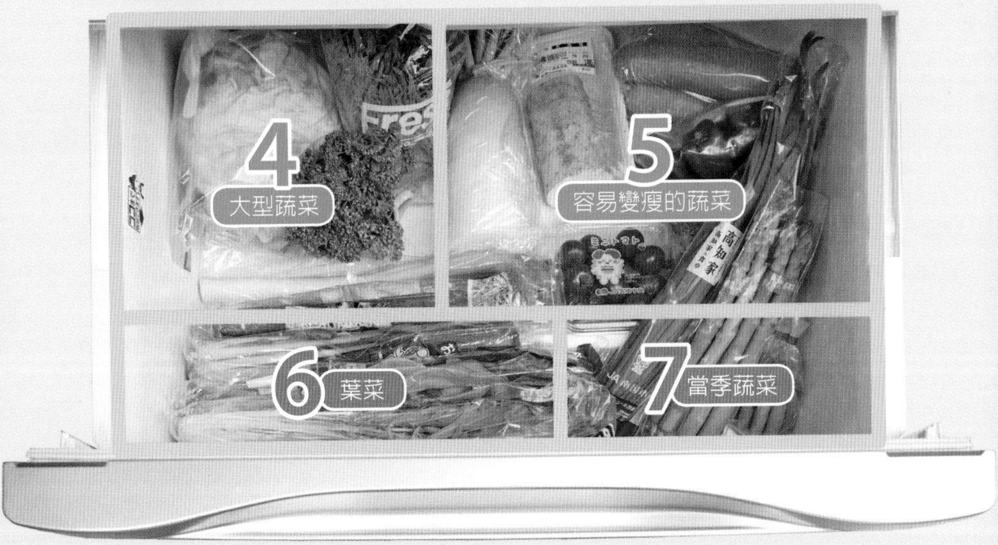
4
大型蔬菜
5
容易變瘦的蔬菜
6
葉菜
7
當季蔬菜

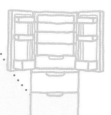

有助瘦身的冷凍室擺設方式

▼抽屜托盤

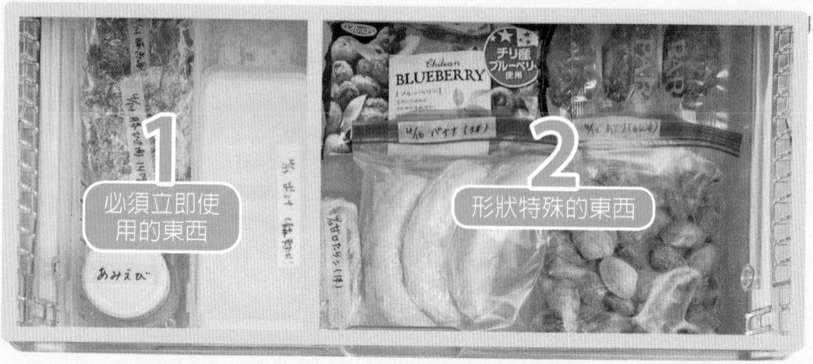

▼主空間

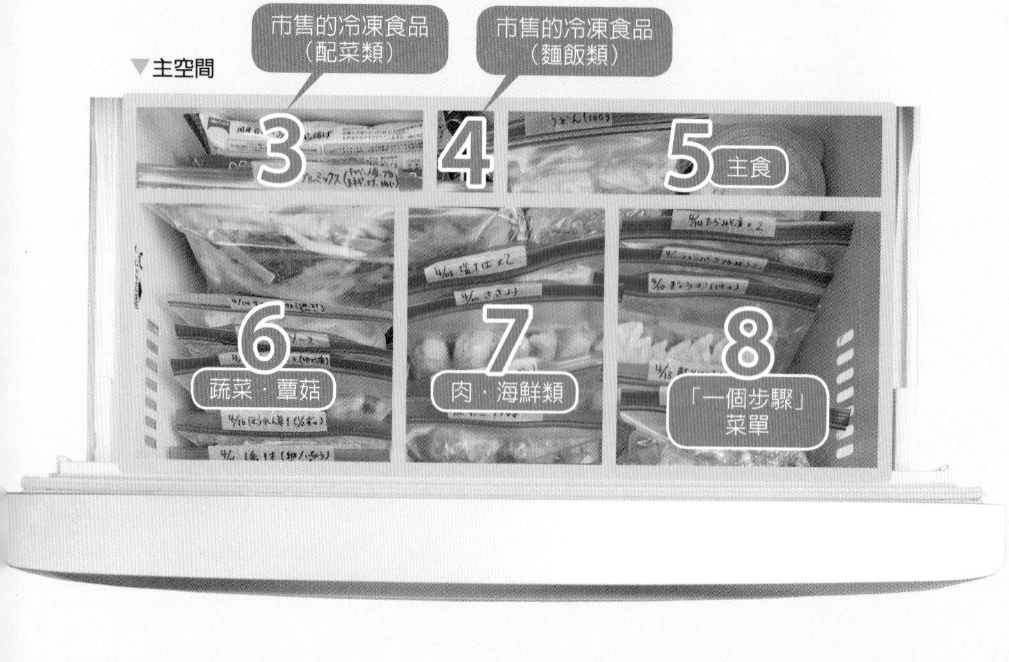

後記

開始倡導「瘦身冰箱」之後，有一件事讓我分外欣喜——那就是家母也實踐了「瘦身冰箱」，而且覺得很愉快。

家母說，她試著計算因為放到過期而丟掉的東西之後，發現自己竟然扔掉了二千一百元。

一直以來，家母就像大部分的主婦一樣，認為自己的工作就是得把冰箱塞得滿滿的。但這樣的行為，卻帶來了二千一百元的「過期食品」。

家母表示她開始實踐「瘦身冰箱」之後，就把那二千一百元拿去購買稍微貴一些的食材。

「我總算買得起這些東西，可以過富足的養老生活了。」聽見家母高興地這麼說，我也感到很開心。

其實不必把冰箱塞滿，人也可以過得很富足。

因爲所謂的富足，並不是把大容量的冰箱塞滿，而是吃到營養均衡、美味又新鮮的食物，並且只吃自己所需的分量。

日本人因爲飲食過量，而面臨罹患「生活習慣病」的問題。從現在開始，重視質而非量，透過調整飲食，慢慢讓身體變得健康，對自己絕對只有好處。

把錢花在外食或美食上固然是件幸福的事，但是各位是否願意試著把心思放在家裡的東西上呢？

把冰箱整理整齊，花點心思把家中現有的食材做成美味的料理。光是這樣，無論是每天的生活或自己的身、心，都會漸漸變得極爲富足。

冰箱裡的食材會隨著家庭成員、年齡和環境而有所不同，但是基本的概念都是一樣的。請各位務必打造一個讓自己想要向別人炫耀、每天打開冰箱門時都會感到雀躍的「健康冰箱」。

最後，我要感謝辻由美子小姐替我規劃出清楚易懂的架構；感謝佐藤富美子小姐在我進行冰箱諮詢時提供我各種支援，甚至幫我攝影；感謝池田琉璃子小姐陪我走在這條漫長而險峻（!?）的道路上，並支持著我；感謝攝影師邑口京一郎先生與造型師城素穗小姐，將食譜的照片拍得如此賞心悅目；感謝營養師椎橋聰子小姐（Food Smile股份有限公司）從營養的角度替我審視；感謝轡田昭彥先生與坪井朋子小姐總是提供很棒的設計；感謝乙部美帆小姐細心地替我校稿；感謝願意公開冰箱的各位，各位是這次企劃中不可或缺的大功臣。最後也要向協助攝影的家母以及我最親愛的家人們致上由衷的謝意。

最重要的是，我打從心底感謝購買本書的各位讀者。

二〇一六年五月

村山彩

國家圖書館出版品預行編目資料

瘦身冰箱 / 村山彩著；周若珍譯 . ——初版——臺
北市：大田，2017.08
面；公分 . ——（Creative ; 119）

譯自：やせる冷藏庫

ISBN 978-986-179-497-6（平裝）

1. 減重 2. 健康飲食

411.94 106009693

Creative 119

瘦身冰箱

村山彩◎著
周若珍◎譯

出版者：大田出版有限公司
台北市 10445 中山北路二段 26 巷 2 號 2 樓
E-mail：titan3@ms22.hinet.net http：//www.titan3.com.tw
編輯部專線：（02）2562-1383 傳眞：（02）2581-8761
【如果您對本書或本出版公司有任何意見，歡迎來電】
法律顧問：陳思成

總編輯：莊培園
副總編輯：蔡鳳儀 執行編輯：陳顗如
行銷企劃：古家瑄 / 董芸
校對：黃薇霓 / 周若珍
印刷：上好印刷股份有限公司（04）2315-0280
初版：2017 年 8 月 1 日 定價：280 元
國際書碼：978-986-179-497-6 CIP：411.94/106009693

大田出版 讀者回函

姓　　名：＿＿＿＿＿＿＿＿＿＿＿＿＿＿＿＿
性　　別：□男 □女
生　　日：西元＿＿＿年＿＿＿月＿＿＿日
聯絡電話：＿＿＿＿＿＿＿＿＿＿＿＿＿＿＿＿
E-mail：＿＿＿＿＿＿＿＿＿＿＿＿＿＿＿＿
聯絡地址：＿＿＿＿＿＿＿＿＿＿＿＿＿＿＿＿

＿＿＿＿＿＿＿＿＿＿＿＿＿＿＿＿

教育程度：□國小 □國中 □高中職 □五專 □大專院校 □大學 □碩士 □博士
職　　業：□學生 □軍公教 □服務業 □金融業 □傳播業 □製造業
□自由業 □農漁牧 □家管□退休 □業務 □ SOHO 族
□其他＿＿＿＿＿＿＿＿＿＿＿＿＿＿＿＿

本書書名：0714119 瘦身冰箱

你從哪裡得知本書消息？
□實體書店＿＿＿＿＿＿ □網路書店＿＿＿＿＿＿ □大田 FB 粉絲專頁
□大田電子報 或編輯病部落格 □朋友推薦 □雜誌 □報紙 □喜歡的作家推薦

當初是被本書的什麼部分吸引？
□價格便宜 □內容 □喜歡本書作者 □贈品 □包裝 □設計 □文案
□其他＿＿＿＿＿＿＿＿＿＿＿＿＿＿＿＿

閱讀嗜好或興趣
□文學 / 小說 □社科 / 史哲 □健康 / 醫療 □科普 □自然 □寵物 □旅遊
□生活 / 娛樂 □心理 / 勵志 □宗教 / 命理 □設計 / 生活雜藝 □財經 / 商管
□語言 / 學習 □親子 / 童書 □圖文 / 插畫 □兩性 / 情慾
□其他＿＿＿＿＿＿＿＿＿＿＿＿＿＿＿＿

請寫下對本書的建議：

※ 填寫本回函，代表您接受大田出版不定期提供您出版相關資訊，
大田出版編輯部 感謝您！